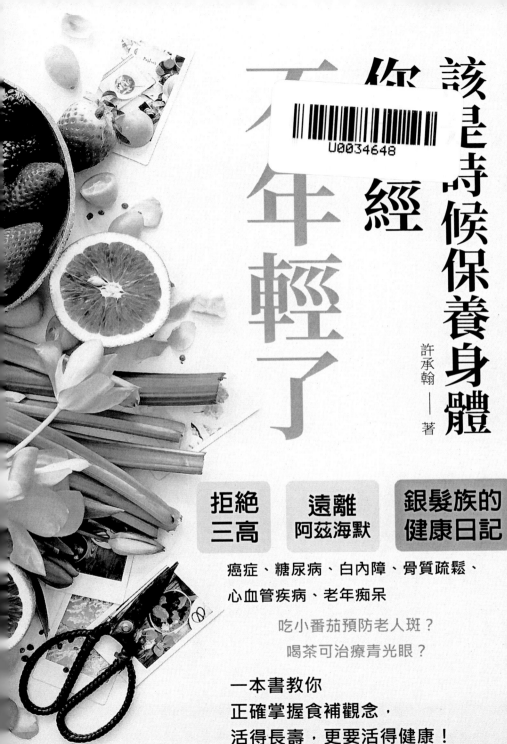

該是時候保養身體

你已經不年輕了

許承翰 —— 著

拒絕
三高

遠離
阿茲海默

銀髮族的
健康日記

癌症、糖尿病、白內障、骨質疏鬆、
心血管疾病、老年痴呆

吃小番茄預防老人斑？
喝茶可治療青光眼？

一本書教你
正確掌握食補觀念，
活得長壽，更要活得健康！

目錄

目錄

前言

　　隨著社會的快速進步，時代的不斷發展，老年人越來越注重自己身體的保健了。每一位老年人都不希望自己的身體出現某些病症，也不希望自己的生活出現波瀾，平平靜靜安享晚年是他們最希望的。於是，高品質的生活就成為了他們的追求。

　　「保健」一詞在歷史上出現的時間並不是很短。幾百年來，很多的學者、醫生都在尋找著能夠讓自己的身體更加健康、遠離災禍的方法。這就證明了保健在老年人的眼中是如何重要了。幾千年來，人類與大自然之間可以說是千絲萬縷聯繫著。就在這幾千年中，人們發現了飲食在老年人保健這方面具有重要的作用。飲食不僅能夠預防某些疾病，有時候甚至能夠治療某些身體上的疾患。

　　在老年人的保健中，食療占有了重要的地位。本書就是根據老年人比較容易患上，且食療能夠產生一定效果的情況，為大家介紹老年人在什麼樣的情況下，食用什麼樣的食物能夠為自己的身體提供保健的效果。

　　其實，老年人的身體會出現很多隱患，不僅與自己的年紀有關，很多時候與自己不正確的生活習慣是息息相關的。這些不正確的生活習慣使老年人的身體處於亞健康的生活狀態。當遇上某個致病因素的時候，就會使身體中存在的隱患爆發出來，就形成了老年人並不希望得到的疾病。

　　為了使這種情況能夠得到改善，我們從各個角度出發，依照老年人的生活方式和身體狀況，為大家講解什麼樣的情況下應該食用什麼樣的食物最能夠保養老年人的身體。老年人在照顧自己的時候，不僅以食療的方法進行自己的身體保健，還要注意自己的正確生活方式，不能在進行身體保健的同時對自己的身體進行損害，這樣就是一種得不償失的做法了。

　　老年人，使用正確的保健方法，依賴正確的生活方式，就能夠使自己的身體保持在健康的狀態下，就能夠實現自己長壽的目標，能夠擁有一個舒適的晚年生活！

上卷
各種食物的營養價值及
對健康的功效

第一章　老年人的身體特徵

老年人生理上有哪些特點

　　人在步入老年之後，身體上和機能上都會發生變化，其中最主要的表現就是：

一、　機體組成成分中會出現大量的低代謝成分，比如六十五歲與二十歲相比，體脂多出來的部分就可以高達百分之十至百分之二十；而隨著年齡的增長，細胞中的水分也會越來越少，因此就會造成細胞內液量大量減少，細胞的數量也就會相對減少，這時候就會出現內臟萎縮的狀態。

二、器官機能也會退化，尤其是消化吸收、代謝功能、排泄功能及循環功能減退，如果不能及時調整，那麼就會加速身體中各個器官的衰老。

（一）老年人消化功能的改變

1. 老年人因牙周病、齲齒、牙齒的萎縮變化，就會出現牙齒脫落的現象，這就直接影響了老年人的咀嚼功能。

2. 舌頭上味蕾的數量也會越來越少，這樣味覺和嗅覺就會降低，影響老年人的食慾。

3. 黏膜萎縮、運動功能減退。六十歲以上的老人，其中百分之五十可能會發生胃黏膜萎縮的變化，胃黏膜變薄、

肌纖維萎縮，將胃排空的時間就會延長，消化道運作的能力就會相變低，當腸胃蠕動得比較慢時，就會出現便祕等疾病。

4. 消化腺體萎縮，消化液的分泌量明顯的減少，消化功能也會相對下降。口腔腺體萎縮讓唾液的分泌量越來越少，唾液稀薄、澱粉酶的含量也會相對的變低；胃液量和胃酸含量的下降，胃蛋白酶明顯不足，不僅對食物的消化有影響，這也是老年人患有缺鐵性貧血的最主要的原因；胰蛋白酶、脂肪酶、澱粉酶分泌減少、活性下降，對食物的消化能力就會明顯的下降。

5. 胰島素分泌量減少，對葡萄糖的耐量也會相對減退。肝細胞的數目就會減少，纖維組織的數目會增多，故解毒能力和合成蛋白的能力也會相對下降，血清白蛋白也會相對減少，但是球蛋白會相對增加，進而影響了血漿膠體的滲透壓，導致組織液的生成回流出現了障礙，因此就很容易出現浮腫的現象。

(二) 神經組織功能的改變

1. 神經細胞的數量就會相對減少，腦重量減輕。據估計，腦細胞數自從三十歲以後就會呈現減少的趨勢，六十歲以上就會明顯減少，到了七十五歲的時候，就比青年時期降低了百分之四十。

2. 腦血管硬化，腦血流阻力就會加大，氧和營養素的利用

率也就會相對下降，致使腦功逐漸衰退，同時還會伴隨著一些神經系統的症狀，比如記憶力會減退、健忘、失眠，甚至還會產生情緒變化以及某些精神疾病。

(三) 心血管功能的改變

1. 心臟生理性老化最主要的表現就是心肌萎縮，發生纖維化，使心肌硬化和心內膜開始慢慢的硬化，導致心臟泵效率明顯下降，這樣每分鐘的有效循環的血液量就會減少。心臟冠狀動脈的生理性和病理性都會出現硬化的現象，讓心肌本身的血流量減少、耗氧量下降，對心臟功能產生一定的影響，有時候還會出現心絞痛等心肌供血不足的臨床症狀。

2. 血管也會隨著年齡的增長發生一系列的變化。五十歲以後血管壁生理硬化也慢慢明顯，管壁彈性減退，並且很多老年人還會出現血管壁脂質沉積的現象，使血管壁彈性更差、脆性增加。結果就會讓老年人的血管對血壓的調節作用下降，血管外周圍的阻力就會增大，這就讓老年人的血壓常常增高；臟器組織中微血管的有效數量減少，同時阻力就會增大，組織血流量也就會相對減少，易發生組織器官的營養障礙；血管的脆性就會增加，血流的速度也會減慢，這樣老年人發生心血管疾病的機率就會大大增加，如腦溢血、腦血栓等疾病的發生率會明顯高於青年人。

(四) 呼吸功能的改變

1. 老年人因為呼吸肌及胸廓骨骼、韌帶萎縮，肺泡彈性下降，氣管和支氣管的彈性也會下降，因此就會出現肺泡經常性擴大而發生肺氣腫的現象，這樣肺活量和肺通氣量就會明顯下降，肺泡數量減少，有效氣體交換面積也就會相對的減少，靜脈血在肺部氧氣更新和二氧化碳排出效率下降。

2. 血流速度減慢，微血管的數量也會減少，組織細胞功能減退及膜通透性的改變，讓細胞的呼吸作用明顯下降，對氧氣的利用率也會相對的下降。

(五) 其他方面的改變

1. 皮膚及毛髮的變化。因皮下血管發生了營養不良性質的改變，毛髮髓質和角質退化就會導致脫髮的現象；黑色素合成障礙就會讓毛髮和鬍鬚相對變白；皮膚彈性減退，皮下脂肪量減少，細胞中的水分減少，皮膚就會變得鬆弛並且出現皺紋。

2. 骨骼的變化。隨著年齡的增長，骨骼中的無機鹽的含量越來越多，而鈣的含量也會明顯減少；骨骼的彈性和韌性減低，因此就會變得非常脆弱。所以老年人容易出現骨質疏鬆症，很容易發生骨折。

3. 泌尿系統的變化。腎臟萎縮變小，腎血流量也會減小，腎小球過濾率及腎小管吸收的能力也會下降，導致腎功

能減退。加上膀胱逼尿肌萎縮，括約肌鬆弛，所以一般老年人經常會出現多尿的現象。

4. 生殖系統的變化。性激素的分泌自從四十歲就逐漸開始降低，性功能也逐漸減退了。老年男性前列腺很多都會出現增生性的變化，因前列腺肥大就會發生排尿困難的現象。女性四十五至五十五歲可能就會出現絕經的狀況，卵巢也就會停止排卵。

5. 內分泌機能下降，機體代謝活動也會相對減弱，生物轉化的過程也會減慢，解毒功能也會下降。機體的免疫功能會跟隨著下降，因此很容易感染疾病。

6. 五官變化：水晶體彈力發生變化，睫狀肌調的調節功能減退，大多都會出現老眼昏花的現象，近距離視物也會變得模糊。同時聽力也會下降，嗅覺、味覺功能減退。

7. 代謝上往往會分為分解代謝大於合成代謝（同化作用）的現象，若是不注意營養和合理安排膳食，那麼就很容易發生代謝不平衡的現象。

8. 性格及精神改變：老年人的行動和舉止不斷減慢，反應遲緩，適應能力也會相對變差，言語重複，性情改變，有時候煩躁並且很容易發怒，或孤僻而寡言。如果遇到喪偶或者是家庭不和，那麼更會對情緒產生不良的影響。故對老年人的照顧不光是物質的需求，還要有精神的安慰，使之安度晚年，健康長壽。

老年人獲取營養的重要性

中年人就已經開始步入衰老的階段，關於衰老的原因，專家有以下的三種看法：

一、認為衰老是神經系統退化形成的，內分泌功能失調，是機體中環境穩定失去平衡的結果。

二、認為衰老是因為身體中代謝廢物堆積而成的，而自身中的毒素，或者是因為細胞蛋白質代謝紊亂和酶的活性改變引起的。

三、認為衰老與遺傳因素相關。

以上看法，僅僅是說了一個內在的方面，其中還應該看到另外的一個方面。那就是衰老與外界的生活有什麼樣的關係。例如，老年人的生活上照顧不到位，飲食上不合理，或者是有很多不良的飲食習慣，精神上總是處於一個緊張的狀態，心情也不太舒暢，並且很少鍛鍊，缺乏營養知識，長期睡眠不足，工作過度勞累，常年患有慢性的疾病，都會加速老人的衰老。其中最主要的一個因素就是飲食營養的問題。這一點，早在兩千年前就有意識。

古時候的醫書《黃帝內經‧素問》指出：「五穀為養，五果為助，五畜為益，五菜為充。」就是這樣說的，老年人要是想得到合理的營養，那麼就要吃各式各樣的食物，穀、果、畜、菜缺一不可，並且搭配要適量，否則健康就要受到影響。合理營養的主要原則就是膳食營養的均衡和全面，要「飲食以食，飢

17

飽得中」。《素問》的觀點，就是要符合這樣的一個原則。現代人繼承了先人優良的傳統，直到現在一直遵循著尊敬老年人的思想，因此老年人在這個社會上受到關心和愛護，也是理所當然的事情。而注重老年人的飲食營養也成為了尊重老年人的禮節之一，這是從最根本的老年人的健康上來真正做到關心和愛護他們。

一般來說，合理的飲食，可以為人體提供必需的、充足的營養素，讓遺傳的優點充分發揮出來，因此就減慢了衰老的過程；相反，不合理的飲食營養，不僅會讓身體中的營養不足，嚴重影響身體的健康，還會破壞身體機能，讓免疫力減弱，加速衰老。這在生物學領域和日常的膳食學中都有很多例子可以證明，大多數老年人的常見病或者多發病，都不是一天形成的，他們往往是因為長期飲食的不合理、生活習慣不正確，才慢慢形成了這些病症。人到中年以後，機體就開始逐漸衰老了，機體的活動量逐漸減少，代謝率降低，身體中的各種器官的生理功能也逐漸減退，特別是腸胃的功能減退，這樣，代謝就會因為膳食不合理而受到影響，增加了如高血壓、動脈硬化、骨質疏鬆症和各種障礙性常見慢性病的病發率。而老年人出現這種病症，就與平時飲食不注意有大大的關係。

老年人的膳食有哪些原則

當人進入老年階段的時候，身體的各種機能都會不斷退

化，因此，老年人要格外注意自己的膳食問題。實際上，膳食不僅為老年人的身體提供營養物質這麼簡單，還對老年人的身體有修復的作用。那麼，在膳食的選擇上，老年人應該注意哪些問題呢？

　　首先，老年人的膳食要多樣化。各式各樣的食物能為身體提供更加全面的營養物質，這樣就能全方面補充身體的營養。人在進入老年階段的時候，牙齒也會慢慢退化，逐步老化然後掉下來，所以，對於老年人來講，稍微硬一點的食物就不會有想吃的感覺。但是，這是一種不正確的做法。無論自己的牙齒發展到什麼狀況了，都要對自己的身體負責任，盡量多吃一點水果和蔬菜。如果覺得實在是太硬了，可以將水果和蔬菜切成小塊的狀態，慢慢吃下去。這樣，不僅對老年人的牙齒有益，對腸胃也是有好處的。

　　其次，就是主食的問題。在吃的時候，老年人的主食不可以清一色全部都是精製糧麵，適當吃一些粗糧，對身體也是有好處的。在全麥麵粉、玉米、小米等粗糧中，含有的維他命、食物纖維和礦物質等營養物質比在精製糧麵中的營養物質更加全面，對身體更加有益。尤其是膳食纖維，還能夠改善身體中消化不良的狀況。

　　然後就是每天都要飲用一些乳製品。在這些牛乳製品中，含有高含量的鈣物質，對老年人的骨骼很有益，能夠有效預防骨質疏鬆這種疾病，還能使骨骼不會太脆弱，降低了骨折發生

的機率，需注意的是，由於牛奶陰寒，因此加熱牛奶時應該加入一些熱性的中藥，比如乾薑（別用生薑）、肉桂、桂皮等。其實豆漿中也含有足量的鈣元素，但畢竟不如乳製品中的含鈣量高，因此乳製品才是正確的選擇。

對老年人來說，也應該適量吃一些大豆製品。大豆中含有豐富的蛋白質，而且大豆中含有兩種其他食物中沒有的物質 —— 大豆異黃酮和大豆皂素。這兩種物質都能調動身體中細胞的活性，還能使身體中物質的氧化速度減緩，將骨質的丟失量降低，增加身體中流過冠狀動脈和大腦的血液流量，有效預防了心腦血管疾病的發生。

除此之外，老年人還應當適量食用肉類食物。在肉類食品中，最適合老年人食用的是家禽類和魚類的食物，這兩種肉類都是比較容易消化的食物，不會對老年人的身體造成負擔。

蔬菜和水果也是必不可少的兩種生活必備食品，這兩類食物中含有大量的維他命，是人體中維他命的主要來源，還有足量的膳食纖維，能夠使腸胃的消化功能更加完善，降低了老年人便祕問題的產生機率。尤其是番茄這種蔬菜，含有的番茄紅素能夠治療老年男性的前列腺炎問題，是一種居家必備食物。

在飲食上，老年人還需要注意烹飪方面的問題。老年人的飲食應該以清淡少鹽為主，油也應該少放，這是為了避免老年人攝取過量的脂肪，導致肥胖，給自己的身體造成負擔。而以清淡為主的食物，就會避免老年人攝取過量的鈉元素和鉀元

素，能夠保護血液中的無機鹽平衡。

根據老年人的身體狀況，老年人的飲食主要應該注意以下四個方面。

1. 食物的搭配問題。

對於食物，老年人最好選擇一些比較容易消化，並且粗細都有、口感鬆軟的類別，這樣有利於老年人的身體健康。

2. 飲食的時間問題。

飲食是我們生活中必不可少的一項生命活動，這樣，我們就要將這項生命活動放在心上，合理對待飲食，保證質與量相結合，提高生活的品質。

3. 在日常生活中，我們一定要注意一下營養不良和貧血的問題。

不要認為這種事情只是一種發生在小孩子身上的疾病，在我們的生活中，老年人患上這種病的事情並不少見。因此，為了保護好自己的身體，一定要注意自己的營養和血液問題。

4. 人在逐步老化的過程中，脾胃的健康也會受到影響。

在這段時間中，應該多吃能夠使脾胃更加健康的食物，這樣，會對身體很好。

根據以上的介紹，對於老年人的膳食，就應該如此對待，不能忽視，否則會留下嚴重的隱患。

第二章　老年人需要的營養素

蛋白質，老年人不可缺少的元素

蛋白質的英文名稱是 protein，它是人體中的一種營養物質，也是構成人體的一種必需的生命元素，沒有蛋白質，生命也就不會存在了。蛋白質除了有這兩個重要的特點之外，它還是生命活動中必不可少的物質。在人體中，蛋白質的品質占人的體重的百分之十六點三左右，這是一個非常重要的數字。

在人的身體中，蛋白質發揮著重要的作用。蛋白質種類繁多，性質和功能也都是不一樣的，但是，它們也有共同的特點。每一種蛋白質都是由二十多種胺基酸按照不同的順序經過脫水縮合而形成的。在蛋白質形成的時候，首先形成的是由胺基酸按照一定的順序經過脫水縮合製成的肽鏈。這些肽鏈再經過一系列的化合作用，就形成了蛋白質。在人體中，蛋白質是構成各種酶類、消化液甚至是某些淋巴液的重要組成部分。在人進入老年階段的時候，身體合成這些物質的能力就會減弱，為了能使自己的身體能夠正常運行，多吃一些含有蛋白質種類和數量較多的食物是比較好的，不僅能為生命活動提供能量，還能為身體提供一些合成身體必需物質的原料。

蛋白質的生理功能也是決定老人應該攝食這類物質的一個重要的因素。那麼，蛋白質的生理功能都有哪些呢？

1. 蛋白質是生命的支架。

人體是由無數個細胞組成的，而這些細胞的重要組成物質之一就是蛋白質。如果人體的某個部位被創傷，自己的機體組織需要對身體進行修復，這就需要蛋白質的幫助。只有身體中有足夠的蛋白質，才能讓發生創傷的部位更好、更快得到恢復。在人體的各個組織中，從頭髮開始，到腳指甲結束，想要合成這些物質，都是需要蛋白質的。但是，蛋白質不能全部都由身體自己創造，即使是在進行蛋白質的創造的時候，也是需要原料的。這些原料的來源就是我們進食中含有蛋白質的物質。也就是說，蛋白質對身體是很有好處的。

2. 蛋白質能夠將我們的身體中受損的細胞恢復原來的容貌。

這對老年人來講，是一種不可多得的優異功能。老年人在身體的老化過程中，細胞的受損面積和受損程度會不斷加大，這樣的話，就會給身體造成負擔。這個時候，蛋白質在細胞經歷破損的時候，就會擔負起「醫生」的職責，迅速治療受損的細胞，減緩人老化的速度和程度。這種功能在老年人的皮膚上體現的是最好的。蛋白質吸收正常、身體吸收能力和復原能力更好的老人的皮膚，會比這些功能都不好的老人要新嫩得多。

3. 有些蛋白質在人體中還承擔著運輸的作用。

人體能夠維持正常的生命活動，新陳代謝是不可忽略的一大功臣。但是，新陳代謝能夠順暢運行和身體中的蛋白質也是

不能分割的。要想進行新陳代謝，就要有新陳代謝需要的各種各樣的物質，而身體中有些蛋白質就是負責將這些物質運送到需要的身體部位。譬如，血紅蛋白就是身體中的傳送帶。它主要是負責將身體中的氧氣輸送到需要的身體部位，為生命活動提供需要的氧氣。除了血紅蛋白是這種物質之外，脂蛋白、細胞膜上的轉運蛋白都是身體中的傳送帶。

蛋白質除了這些功能之外，還具有其他的功能，譬如身體細胞之間的滲透壓也是依賴蛋白質進行維持的。有些細胞能夠分泌具有免疫性質的蛋白質，維持身體的抗病能力。身體中酸鹼度的平衡蛋白質也是起到了重大的作用。當然，除了這些，蛋白質還能夠合成身體中的多種酶和激素，使身體中的消化功能、免疫力都有一定的提升。

蛋白質對於老人來講，實在是一種不可多得的營養物質。老年人應該適量補充蛋白質，不僅能夠為身體提供必需的能源，還有助於改善身體內部的環境，使自己身體的老化速度減緩，細胞的修復功能加強，逐漸將自己的身體調理好。

脂肪，適量攝取幫老年人儲存熱能

脂肪是人體中儲能最高的一類物質，是脂質類物質中的一種。在我們經常食用的油質物質中，脂肪的占有量是很高的。在我們的生活中，通常會將液體的脂質稱為油，而將固態的脂質成為脂肪。這種物質基本上是由 C、H、O 三種元素組成

的。脂肪被分解之後就形成了三酸甘油脂和脂肪酸兩種物質。其中，三酸甘油脂的物理結構比較簡單，而脂肪酸的構成比較難以區分。但是，脂肪酸主要被分為三大類，分別是飽和脂肪酸、單不飽和脂肪酸、多不飽和脂肪酸。

　　脂肪是一種油性物質，基本上與水是不相容的，但是能夠溶於多數的有機溶劑。另一個名字叫做三酸甘油脂。在大自然中，含量最為豐富的就是脂肪。在油質食物中，脂肪的含量基本上占有了百分之九十八的含量，身體中有百分之二十八以上都是脂肪。在細胞中，脂肪也是必不可少的一種組成物質。它是細胞中重要的能源物質，還是身體中組織肌肉的一部分。

　　那麼，身體到底需要多少脂肪呢？主要的來源有哪些？下面就為大家一一介紹。

　　實際上，在我們的生活中，並沒有對脂肪攝取量進行限制。在不同的地區有不一樣的生活習慣，對脂肪的要求自然也就不一樣，而且會出現極大的差異。而我國的研究人員經過研究發現，脂肪的攝取量最好不要超過攝取總熱量的百分之三十，只有這樣才能夠使身體更加健康。而且，飽和脂肪酸、單不飽和脂肪酸、多不飽和脂肪酸這三種脂肪的比例最好維持在 1:1:1 的比例上，只有這種比例才是對身體最好的。

　　而脂肪的來源，主要是來自於食用油和食物本身含有的油脂。經過科學家研究證實，脂肪含量最高的食物是堅果，然後是肉類食物中的脂肪含量排在第二位，而米、麵、蔬菜、水果

中脂肪的含量是很少的。其實，對於老年人來講，脂肪最好還是適當攝取比較好，能夠幫助老人在身體中儲存一些熱量。但是，有些食物也是應該少吃一點的。

1. 應該少吃一點油炸類食物。

這類食物含有的熱量較高，油脂和氧化物質也是比較多的，經常食用沒有節制就會導致身體肥胖，比較容易導致高血脂的病症以及冠心病。除此之外，這類物質在經過油炸的過程的時候，會產生一些致癌物質，這會對身體有傷害。而且，經過相關調查，已經證實，經常食用油炸食品的人患上癌症的機率大大增加了。

2. 罐頭類的食品也應該少吃。

在罐頭的製作過程中，罐頭中的營養物質已經經過破壞，其中含有的維他命可以說接近為零。而且，罐頭中的蛋白質也已經遭到破壞，有些蛋白質甚至已經出現了變質的特性，會使罐頭中的營養物質被消化吸收的機率降低。尤其是老人的身體機能正處於逐步退化的過程，這個時候的再進食罐頭類的食品，會對自己的身體產生不必要的負擔，有時候甚至不能為自己的身體提供足夠的營養物質。而且，罐頭在製作的過程中，會產生大量的醣類，攝食這種食品，會使身體中的血糖瞬間增高，給自己的胰臟帶來極大的負擔，不利於我們的身體健康。

3. 醃制的食品也是對身體不好的一類食品。

有些醃制的肉類食物中的脂肪含量是不少，但是，這類食

品中的鹽分也很高，不利於身體維持細胞中的電解質平衡。

4. 奶油製品中的脂肪含量也不可小看，這類食物也是應該少吃一點。

這類食物中的脂肪對身體都沒有好處，甚至會損害身體健康，建議減少食用。

脂肪的確具有存儲能量的功能，但是，老年人的身體本來就在走下坡路，而且脂肪是一種不好消化的營養物質，對身體並不是很好，因此建議避免攝取過多造成肥胖。而且，為人體提供能量的物質一般是醣類，只有醣類物質不足的時候，才會分解脂肪來為身體提供必要的能量。因此，對老年人來講，脂肪只需要適量攝取即可，不需要過多攝取。

碳水化合物，老年人活動的支援者

現在的老年人對甜食都有偏愛，但是，這是一種不健康的生活方式，這是對身體的不負責任的一種做法。那麼，不吃甜食就是正確的嗎？其實，我們的身體想要正常活動，是需要某些物質為我們的身體提供能量的，這種能量的提供者就是碳水化合物。這種物質，是老年人活動的支援者。但是，碳水化合物到底是什麼呢？它的作用是什麼呢？

碳水化合物的英文名稱是 carbohydrate，一般來講是屬於醣類，全部都是由 C、H、O 三種元素按照一定的比例結合而成的。它是醣類的一種別名，能夠為身體提供新陳代謝需要的能

源，是我們平時最不能缺少的營養物質，也是最容易攝取的一種營養物質。碳水化合物在人體中分為有效碳水化合物和無效碳水化合物兩種。有效碳水化合物有單醣、雙醣等能夠為人體提供能源並且能夠進行消化和吸收的醣類物質。而無效的碳水化合物則是指像纖維素這類不能被身體進行分解的醣類物質。但是，這些碳水化合物都是人體中必需的物質。

　　那麼，碳水化合物在人體中的主要作用有哪些呢？首先，這類物質能支撐人的生命活動。在我們進行任何一項生命活動的時候，包括走路、吃飯甚至是睡覺，都需要身體中的能量進行支撐。而這些能量最基本的來源，就是碳水化合物。碳水化合物不僅是人體中能量的源泉，有些特殊的碳水化合物還具有很多我們需要的生理活性。在肝臟中，有一種叫做肝素的碳水化合物，在我們的身體中具有抗凝血的重要作用。而且，我們的身體之所以會有血型的區分，與碳水化合物也是有不可分割的重要關係的。

　　某些碳水化合物與我們的身體基因以及遺傳也是有一定的聯繫的。譬如核糖和去氧核糖的存在。這兩種物質是組成核酸的重要物質，也就是我們的身體進行遺傳的時候必需的一種物質。除此之外，還有的碳水化合物是具有助消化的特殊作用的。譬如纖維素。纖維素雖然是一種碳水化合物，但是並不能被我們的腸胃消化吸收，卻能夠幫助我們的腸胃進行蠕動。這就是為什麼即使這種物質不能被我們消化吸收也要適量攝取的

原因。尤其是對於老年人，更應該適量攝取纖維素，這種物質能夠有效預防老年人便祕的病症。

　　碳水化合物在一定的條件下還具有解毒的重要功效，對骨骼間隙有潤滑的作用，有時候甚至能夠控制腦膜的通透性，並幫助細胞合成一些普林、嘧啶等物質。

　　有時候，老年人控制不好自己食用的醣類食物，就會對身體造成傷害。當細胞中醣類物質的量比較低的時候，就會給身體帶來低血糖的危險，會有頭昏眼花甚至昏迷的症狀。而當老年人攝取的醣類物質過多的時候，就會使身體中的血糖超標，帶來糖尿病的危險。不僅是糖尿病的隱患，當身體中的血糖突然不正常的時候，會給胰腺增加負擔，醣類在身體中的代謝還會增加腎臟的負荷，就會給老年人本來就在走下坡路的身體雪上加霜，危害老年人的健康。為了控制老年人攝取的碳水化合物維持在一定的水準上，就要注意自己的飲食問題。

　　那麼，碳水化合物的主要來源有哪些呢？其實，老年人沒有必要刻意去補充身體中需要的碳水化合物，只需要定時定點定量保證自己的三餐飲食就可以了。在我們平時吃的水果、蔬菜、主食中，醣類的含量都是很可觀的，只要不刻意吃含糖量很高的醣類或是吃含糖量很低的食物，就能夠保證自己的身體中碳水化合物的含量平衡。

　　但是，需要特別提示的是，老年人的身體正在走下坡路，腸胃的消化功能不是很好，所以應當適量吃一些蔬菜、水果。

這部分食物中含有一定量的膳食纖維，這類物質有促進腸胃蠕動的功能，就能夠使老年人的腸胃負擔降低，有助於身體健康。

鈣，讓老年人骨骼健壯

老年人上了年紀之後，對自己的骨骼會越來越沒有信心。其實，除了骨骼，這部分人群的各個器官的功能都在逐步退化，免疫系統也不會像從前一樣能夠塑造一個堅不可摧的免疫壁壘，一些疾病就會隨之而來。而老人最害怕的，就是骨骼疾病。其他的身體病症或許不會太影響老人們的生活，但是，如果骨骼除了問題，就會影響老人們的日程生活了。但是，步入老年的殿堂之後，要如何保護好自己的骨骼呢？這就依賴於鈣這種物質了。

根據相關的研究已經證實，鈣元素在我們的日常生活中的攝取量應該維持在每日三百九十一毫克的攝取量，但是，並不是所有的人都能夠維持這樣的攝取水準。只有百分之四十一的人能夠保持在這種鈣元素供應正常的狀態。那麼，為什麼會出現這種鈣元素吸收量不足的情況呢？主要有幾種原因。

首先是人們的膳食結構不合理。在吃飯的時候，我們食用的蔬菜中，含有一定量的草酸和膳食纖維。這兩種物質也是身體中必需的營養物質。但是，相對的，這兩種物質能夠有效阻止鈣元素的吸收和利用。所以，大量攝取草酸和膳食纖維是不正確的。而且，有些不好的生活習慣也會影響鈣元素的吸收。

譬如經常吸菸 、喝酒、常喝碳酸飲料，就會使人體中的血液甚至組織器官出現偏酸性的狀態，這樣會使人體中的鈣元素流失得更快。而且，在碳酸飲料中，含有一定量的磷酸。這種物質會使身體中的鈣元素更加難以吸收。

　　除了上面的兩種食物之外濃茶也是不能經常飲用的一種飲品。在茶葉中，含有大量的茶鹼，這種物質能夠阻礙鈣元素在人體中的吸收和利用。咖啡也是不能經常飲用的一種飲品。這種飲品中含有的咖啡因會使鈣元素在身體中流失量增加，甚至會使尿鈣的排出量變大，更加阻礙身體對鈣元素的吸收和利用。除此之外，老年人還應該降低鹽分的攝取量，鹽分過多也會使身體中的鈣元素有多流失。而且，長時間食用草酸、植物酸含量較多的食物，會使身體中的鈣元素在身體中沉積下來，從而影響鈣元素的吸收和利用。

　　鈣元素的補充，對於正處於更年期的女人是最需要的。在這段時間裡，由於女性身體中的雌激素的量在激素降低，會使身體中的鈣元素被溶解從而加速骨骼脫離的速度。除了這種情況，患上糖尿病的老人也是會有一定的鈣質流失的。在糖尿病患者的身體中胰島素的含量是比較低的，而我們的身體中骨膠原蛋白是依賴於胰島素的刺激才能夠形成的，這就會使身體中的鈣元素大不如從前。

　　對於老年人來講，會出現皮膚搔癢、腳後跟疼痛，骨骼出現問題，牙齒老化、脫落，食慾不振甚至是失眠、多夢、煩

躁、易怒都是身體中鈣質不足的一種體現。老年人補鈣也是看情況的。在我們的日常生活中。雞蛋殼的含鈣量是比較高的。在我們吃飯的時候，可以將雞蛋殼磨成粉，然後將這些粉末混合在蔬菜中或是用熱水將這些粉末沖泡開飲用，就是很好的一種補充身體鈣元素的方法。

在人們的身體中，有百分之九十九的鈣元素是存在於骨骼和牙齒中的。而人們在四十歲之後，這些鈣元素就會逐漸流失。譬如老年人會出現骨質疏鬆的症狀，有時候也會出現骨質增生的病症，而且老年人會出現佝僂都是與身體中的鈣元素的流失有關的。

除了骨骼和牙齒中的含鈣量是比較豐富的之外，在血液中以及身體中的組織液和身體組織中都有鈣元素的分布。在人體中，人體能夠自發使用某種方法使血液中的鈣元素保持在相對的濃度上。就是依賴這樣的身體機制，才能夠維持身體中血鈣的平衡狀態。

而在身體缺鈣的情況下，就會使身體組織缺乏彈性和韌性。這時候皮膚會出現鬆垮和衰老的情況。如果鈣元素嚴重不足，會導致近視、老花眼、血管硬化、水晶體病症等等。有時候甚至會出現神經性偏頭痛。這是因為，鈣元素是身體的一種鎮定劑，能夠有效抑制神經細胞的興奮性。

鈣元素對於神經傳遞物也是有良好的作用的。鈣元素對於神經系統的傳導功能有加強的效果，有利於神經傳遞物的產生

和釋放。還能夠使肌肉神經的興奮度維持在正常的水準上。對於身體中的酸鹼度的平衡也有一定的穩定作用。

在進行鈣元素的補充的時候，要盡量多吃一些含鈣量比較高的食物，譬如乳製品、海鮮類食物、豆腐和某些蔬菜。還需要做日常的運動，譬如肌肉的拉伸等。這些動作能夠加強血液在身體中的循環，能夠使身體中的新陳代謝加快，減少鈣元素的流失，並且使骨骼老化的速度減緩，有利於鈣元素的吸收。除此之外，還要時常晒晒太陽，這樣對鈣元素的吸收是很有好處的。除此之外，在食物上也是應該上心的。如果吃的蔬菜中含有的草酸的含量比較高，可以在吃之前用熱水燙一下，除去食物中含有的草酸。

在進行補鈣的時候，也要注意鈣元素的含量不能過剩。在身體中含有的鈣元素超標，也會影響身體健康的。身體中高血鈣，會引起腎結石、低血壓、腎功能障礙等疾病。因此，在進行鈣元素的補充的時候，一定要注意補充的鈣元素的量的問題。

補鈣的時候，飲用魚頭湯也是能夠有效的。在我們的日常生活中，經常會有人出現小腿抽筋的狀況。這就是身體中的鈣質過少的一種表現。

小腿抽筋主要是因為身體所處的環境氣溫突然下降、靜脈曲張、睡覺的姿勢和坐姿的不正確、身體中鈣質過少等等。在平時，多接觸一下陽光，並且注意身體上的保暖，還要注意身體局部的按揉和熱敷，增強血液在抽筋部位的循環流動。如果

這樣還是沒有用的話，很有可能跟血管相關，就要及時到醫院進行診治。

對於有小腿抽筋的患者來講，在平時就要注意自己的生活習慣，不能著涼，注意自己的睡眠姿勢和坐著的姿勢，睡覺和散步不能持續太長時間，也要注意自己身體的鍛鍊，尤其是保證自己的腿部能夠血液循環流暢。除此之外，還要保持一定量的維他命 E 的攝取，並且注意攝取鈣元素和一定量的乳酸。乳製品中含有一定量的鈣元素和胺基酸，還能補充一定量的維他命 E。所以，也可以不定期喝一些乳製品。

如何讓自己遠離小腿抽筋就是一個重要的事情。那麼，就應該注意幾個小方面。首先是一定要注意自己是不是處於缺鈣的狀態。青少年時期，孩子都是在成長的狀態下，這個時期的孩子消耗的鈣元素是最多的。如果鈣元素的補充量跟不上孩子消耗的鈣元素，就會有抽筋的現象。

除此之外，如果在夜間睡覺的時候，出現抽筋的狀況，那麼，就可以在睡覺之前做些簡單的動作讓身體展開。在睡覺的時候會出現抽筋狀況，很大的一部分原因是由於受涼引起的，這個時候就應該注意保暖。在睡覺的時候不要裸睡，盡量穿的暖和。

其次，腳掌過度下垂，就是腳向下彎曲的程度不正常，也是有可能致使小腿抽筋。所以，在睡覺的時候，盡量將自己的腳平放。經過研究顯示，食用維他命 E 就可以降低小腿抽筋的

程度，所以，可以適宜補充一些維他命 E。

就給大家介紹三種湯的做法。

1. 家常魚頭湯（主要是補充鈣質）

主要使用的材料是魚頭、油菜、豆腐、蔥、薑等。具體做法分為以下幾個步驟：

(1) 把食材洗淨並且切好，準備好。

(2) 把薑片、魚頭放入油中煎炸，直到魚頭的兩面微微有些泛黃，倒入適量的清水，中火燉十幾分鐘，直到湯有些微的白色，放入豆腐和小油菜。

(3) 當魚頭大約熟透的時候，放入調味品，撒上點蔥花就可以了。

2. 蓮藕豬骨湯（主要是補充鈣質）

主要使用的材料是蓮藕、豬骨、蔥、薑等。具體做法分為以下幾個步驟：

(1) 用開水把豬骨過一下水，然後除去上面漂浮的一層白色浮沫。

(2) 放入蔥薑等調料，用大火燉豬骨，如此保持二十多分鐘。

(3) 這個時候，將準備好的藕片放入鍋裡，繼續小火燉煮一個小時左右。

(4) 待豬骨熟爛就可以了。

3. 雞血魷魚湯（主要作用是通筋活血）

主要使用的食材是雞血（可用鴨血、豬血替換）、魷魚、豆腐、竹筍、高湯、醋、料理米酒、胡椒粉、鹽、澱粉（太白粉）等。做法具體分為以下幾個步驟：

(1) 洗乾淨各種食材，並將泡發魷魚、豆腐、熟雞血、竹筍切成片或是絲。

(2) 在鍋裡煮上高湯，直到高湯沸騰。

(3) 隨後，將已經切好的泡發魷魚、豆腐、熟雞血、竹筍放入鍋裡，繼續煮沸。

(4) 將適量的醬油和料理米酒倒入湯中，然後用太白粉水進行勾芡。

(5) 最後放入鹽、胡椒粉、醋、味精等，然後放香油就好了。

維他命，讓老年人更加有活力

維他命是人維持正常的生命活動必不可少的一種營養元素。維他命在人的生長、新陳代謝的過程中都是扮演著重要的角色的。即使維他命是人體中必不可少的一種營養物質，但是，這種物質並不參與人體中細胞的構成，也不能進行消化吸收分解為人體提供能量。

維他命只是一類化合物的總稱，它分為多種不同的分支，是一種有機活性物質。其實，維他命在人體中的含量很少，

卻是不可或缺的一種營養元素。雖然維他命分為多種不同的分支，總體上還是有共同點的。首先，維他命在食物中都是以維他命原的形式保存著。第二點是這些維他命都是不能夠參與人體中組織細胞的形成的，也不能為生命活動提供能量，主要是參加新陳代謝，對身體中的新陳代謝進行調節。第三點就是所有的維他命都只能依賴於從食物中進行攝取。而且，所有的維他命的需要量都很少，但是，一旦攝取不足，就會出現相對的症狀，對我們的健康就會出現影響。

　　維他命有四大特性，分別是外源性、微量性、調節性、特異性。這都是根據維他命的定義確定下來的。根據這樣的定義，研究人員確定人體中需要的維他命共有十三種，分別是維他命 A，維他命 B，維他命 C，維他命 D，維他命 H，維他命 P，維他命 PP，維他命 M，維他命 T，維他命 U，水溶性維他命。

　　下面，就為大家介紹一下這幾種維他命。首先是維他命 A。維他命 A 是屬於一種脂溶性維他命 A。這種維他命在身體中以不同的形式影響著身體的新陳代謝和細胞的生命活動。首先，維他命 A 是對視覺有影響的一種維他命。除此之外，維他命 A 對於身體的成長和發育也是有作用的，還能夠維持身體的上皮組織保持在正常的狀態下。維他命 A 還能夠加強身體的免疫功能，清除身體中的自由基。因此，維他命 A 在人體中占有重要的地位。

　　然後就是維他命 B1 是在米糠、蛋黃、牛奶、番茄中廣泛存在的一種維他命。它能夠使我們的食慾保持在一個良好的狀態下，還能夠維持我們的神經系統保持在正常的工作狀態下。如果維他命 B1 的攝取量不足，就會引起腳氣、神經性皮炎等症狀。其實，在蔬菜中含有的維他命 B1 的含量就足夠身體對維他命 B1 的需求。在洗菜的時候，最好不要清洗過度，這樣的話，很有可能會使維他命 B1 隨著水流而流失。

　　維他命 B2 也是一種十分重要的維他命，維他命 B2 的別名被稱作核黃素。在正常的狀態下，這種物質是一種橙黃色針狀晶體，有些微的苦澀味道，如果將這種物質溶解在清水中，會出現單薄的黃綠色螢光。如果將這種物質放在鹼性環境或是光照強烈的地點，這種物質就會被分解。在粥中這種物質的含量是很豐富的。如果，維他命 B2 的含量在人體中的含量不足，就會在人體上出現口腔炎、皮炎、微血管增生症等病症。

　　維他命 B3 的含量也是需要控制的。這種維他命在日常生活中也被稱作為菸鹼酸。在維他命 B 群中，這種維他命的需要量是最高的。這種物質是消化系統維持正常的運轉需要的物質，也是性荷爾蒙合成的時候需要的物質。經過研究發現，這種物質在神經系統的健康和大腦運轉方面也是有效的。

　　維他命 B5 也是維他命 B 群的一種。這種物質在醫學上被稱為泛酸。它的主要功效是抗壓、抗寒冷、抗感染、防止某些抗他命的毒性，有時候在動完手術之後補充這種維他命能夠消除

手術之後的不適感。

　　維他命 B 群中還有一種物質被稱作維他命 B6。這類物質對蛋白質的分解有特殊的作用，還能夠幫助脂肪和醣類的水解。而且，這種物質是對嘔吐、發育都有效果的。如果這種維他命的攝取量不能維持身體中的需要量，就會導致嘔吐、抽筋這幾種狀況。酵母、肝、瘦肉及穀物、高麗菜等食物中含有的這種物質都是十分充足的。

　　維他命 B7 也是維他命 B 群中的一種元素。這種物質是人體進行新陳代謝的主要物質。這種物質能夠幫助人們進行脂肪和蛋白質的水解並且釋放能量。它是一種水溶性維他命，很容易就能夠被光和熱分解掉。但是，這種維他命在我們的飲食中卻是十分常見的一種。在蛋黃、動物的肝臟、牛奶中，這種維他命的含量都是十分豐富的。在我們的日常生活中，很容易就能夠使這種物質缺乏，譬如酗酒、遺傳疾病等等。而且，經過研究已經發現，這種維他命對於控制糖尿病的病情是十分有效的，還能夠避免因此造成的神經損傷。

　　維他命 B9 也是維他命 B 群中的一種，俗稱葉酸。這種物質在細胞中以輔酶的形式存在，負責身體中營養物質的水解和利用，在細胞進行分裂的時候也能夠為細胞提供原料。除此之外，葉酸對於心血管還有保護的作用，還能夠預防老年人患上老年痴呆的病症。

　　維他命 B 群中還有一種物質叫做維他命 B12。這種物質在

身體中的作用是幫助身體中血液的再造，有利於身體中紅細胞的形成。如果這種維他命在身體中缺乏的話，就會在身體中造成一些缺乏症，甚至會出現惡性貧血症狀。在諸多維他命中，維他命 B12 是最穩定的一種維他命，也是在諸多維他命中唯一含有金屬元素的維他命，能夠抗脂肪肝，促進維他命 A 在肝中儲存。

　　維他命 C 又叫 L- 抗壞血酸，是一種水溶性維他命，能夠治療壞血病並且具有酸性，所以稱作抗壞血酸。在檸檬汁、綠色植物及番茄中含量很高。抗壞血酸是單斜晶系，容易被氧化而生成脫氫抗壞血酸，脫氫抗壞血酸仍具有維他命 C 的作用。在鹼性溶液中，脫氫抗壞血酸分子中的環內酯容易被水解成二酮古樂糖酸。這種化合物在動物體內不能變成內酯型結構。在人體內最後生成草酸或與硫酸結合成的硫酸酯，從尿中排出。因此，二酮古樂糖酸不再具有生理活性。而且，維他命 C 能夠有效幫助人類延緩身體中組織細胞的氧化速度，對人的大腦等身體部位是一種很好的滋補品。維他命 C 能夠捕獲自由基，在此能預防像癌症、動脈硬化、風濕病等疾病。此外，它還能增強免疫，對皮膚、牙齦和神經也有好處。維他命 C 是大量存在於蔬菜和水果中的。

　　但是，在補充身體中的維他命 C 的時候，不能夠將維他命 C 補充過量。過量的維他命 C 會不利於身體上的傷口的痊癒，對身體有一定的損害。

在維他命中，維他命 D 也是很有名的一種維他命。這種維他命對微量元素中鈣和磷的吸收是很有幫助的一種元素，是人體中骨骼強健的幫手。這種元素在魚肝油、動物肝、蛋黃等物質中的含量是很可觀的。如果人的身體中對維他命 D 有一定量的需求，也可以晒晒太陽。多晒太陽，對維他命 D 的吸收是很有幫助的。當然，維他命 D 在身體中是要保持在一定的含量。長時間過量攝取維他命，會使人體出現噁心、頭痛、腎結石、肌肉萎縮、關節炎、動脈硬化、高血壓、輕微中毒、腹瀉、口渴、體重減輕、多尿及夜尿等症狀。在眾多的維他命中，維他命 D 的穩定性也是很高的。它能夠在兩百度的高溫下依然存在，但是卻害怕紫外線。在紫外線的照射下，維他命 D 很容易就會分解。

在我們的身體中，存在多種維他命，下面，就不再為大家一一介紹了。經過上述的內容，我們也應該知道，維他命在人體中雖然需要量是比較少的，卻是人體十分需要的一種營養物質。因此，補充身體需要的維他命，也是老年人維持身體健康的必行之路。

水，生命的源泉

水，是人類生活中不可缺少的資源，是人們賴以生存的依靠。有專家證實，人體內百分之六十多是水，所以說，水對人們來說是非常重要的。有的人們只知道人們缺了水就不能活，

卻不知道它還有別的好處。

　　它可以促進人體內的新陳代謝循環，促進食物、營養的消化和吸收，使體內中的毒素排出體外，這樣就緩解了人體中由於垃圾堆積而出現斑點等情況。人們的皮膚是需要水來滋潤的，有時候皮膚會缺水，就出現蛻皮的現象，影響女性的形象問題。其實，平時多喝水就可以緩解這種現象，這樣既能夠使皮膚保持健康，還能夠省去買化妝品的成本，防止化妝品對人們的皮膚造成一些危害。水，既綠色環保有效，又節約成本，兩全其美。

　　現在的人們生活水準逐步的提升，慢慢的追求養生問題，保養自己的身體，蔬菜講究綠色無害，吃很多昂貴的保養品，這樣就覺得自己的身體會變得非常的健康。其實，生活中最好的保養品是水。多喝水能夠促進身體中的營養的運輸，這樣就會使得身體中的營養吸收均衡，就不會出現營養不良的情況；多喝水可以促進人體新陳代謝，排除體內的廢物，這樣就會緩解人們的便祕等情況，從而防止出現臉色發暗，有斑點出現等情況；多喝水可以幫助人體解暑降溫，從而保證正常的體溫，這樣就能夠很好的防止病毒對人體的侵害；多喝水可以對人呢身體的關節起到一定的潤滑作用，對肌肉和器官起到保護的作用。所以說，水對於人體來說是有非常大的好處的。

　　雖然說水對於人體來說有如此多的好處，但是並不是喝的越多越好的。在養生的角度，喝水也是有一定的規律的，這

樣才有用，不然的話也會對人體造成一定的危害。最好的是一天喝八杯水，大約一千五百毫升。早晨起床的時候喝一杯白開水，因為人體經過了一夜的睡眠休息，人體中的水分消耗了，人體中開始出現缺水的情況，這樣可以沖淡胃酸，減輕胃酸對胃部的損害。剛上班的時候需要補充一杯水，因為多數的人們在上班前的時間中處於一種忙碌狀態，趕車、倒車等，身體中就會出現脫水的現象。午餐半個小時之後補充一點水分，這樣可以促進身體中的消化功能。下班之前可以補充一杯水，增加自己的飽足感，這樣晚餐的時候就會少進食一點。睡前應該補充一點水分，但是不能夠喝的太快或者太多，從而影響晚上的睡眠品質，這樣就得不償失了。

　　人們喝水的比例應該是均衡的，這個所謂的比例指的是白天和晚上的進水量。不能一下喝很多的水，也不能長時間的不喝水。睡覺之前如果喝的水太多，就會造成眼睛浮腫，睡眠品質也嚴重的受到影響。所以喝水也要適量。建議晚上睡覺之前喝一小杯溫水，這樣可以很好的緩解。由於晚上人們熟睡時缺水而血液變得黏稠，從而造成一些年齡大的人出現心肌梗塞或者是心絞痛等一些疾病。睡前喝一杯水也能夠提高人們的睡眠品質問題，因為晚上人們一覺得口渴就會自然醒過來，即使是處於熟睡的狀態。建議人們在飯後的半個小時也喝一點水的原因是，水是液體，流動性比較強，可以幫助運送營養到各臟器，而且人們身體中的消化功能和分泌功能也是需要水的，保

證體內的水充足，才能夠使腸胃功能正常的發揮作用。所以說，喝水也是很有講究的。

　　所以說水對於人們來說非常重要，水既可以使得人們的生命得以生存，還能夠保證人們的身體健康。只要好好的利用水，注意自己平時的喝水的時間和喝水的習慣，同樣能夠達到養生的效果，而且這還是沒有危害、沒有汙染的，有時人們吃的保養品還需要傷害其他生物的生命，還不一定有什麼效果，為什麼要做這種得不償失的事情呢？所以人們可以好好的利用水來達到養生的效果，有時水喝好了還可以達到減肥的效果哦！並不像有些人說，什麼喝水都發胖的體質，其實只是喝水喝的時機不對。

　　水，是人們生命的源泉，好好的利用水，好好的喝水，好好的保護水，人們的身體才會很健康。

第三章　老年人所需食物中的營養成分

穀類食物，清理老年人的腸道

穀類的食物大家都是比較熟悉的。在我們的日常生活中，經常食用的粗糧就是穀類食物。在穀類食物中，最受關注的一種營養物質就是纖維素。這種物質不僅能夠促使我們的腸道進行蠕動，還能夠清除腸道中的垃圾，保證我們的消化系統能夠正常運轉。所以，穀類食物，能夠幫助老年人清洗腸道。

在穀類食物中，含有的營養物質並不是僅僅有膳食纖維，還有許多的營養物質也是我們的身體中必須的。在穀類食物中，維他命 B 群的含量是比較可觀的，而且含有許多的微量元素、蛋白質等營養物質。

膳食纖維在生活中被我們稱為「人體第七類營養素」，尤其是可溶性膳食纖維，在我們的身體中發揮著不可替代的作用。這種物質不僅能夠使我們的腸道能夠保持清潔，保證我們的腸道通暢，還能夠調節血脂在我們身體中的含量，維持血糖在血液中的平衡。除此之外，在這些穀類食物中含有的維他命 B 群的含量也是很高的。而維他命 B 群主要是掌管身體中水和無機鹽的代謝的，對身體中的組織細胞的呼吸作用也是有效的。

在穀類食物中，澱粉、蛋白質、糖、脂肪、維他命、礦物質、纖維素就是主要的營養物質。下面，就為大家介紹幾種重

要的穀類食物。

　　首先是糙米。這種穀類食物是我們經常能夠見到的，含有多種營養物質。在《本草求真》中曾經有記載：「糙米味甘性平，人非此物不能養，故性主脾胃，而兼及他髒，凡五臟血脈，靡不因此而灌溉；五臟積液，靡不因此而充溢；他如周身筋骨肌肉皮膚，靡不因此而強健。」因此，糙米的藥用價值也是很高的。

　　第二種穀類食物是糯米。在逢年過節的時候，我們經常會吃到粉蒸肉這種口感極好的食物。這種食物就是使用糯米製作的。糯米口感很好，而且具有補中益氣、暖脾胃、止虛寒泄痢等特殊的功效，很適合老年人食用，尤其是需要對腸胃進行調理的老年人。

　　小麥也是我們經常能夠見到的一種穀類食物。「五穀之貴」一直都是小麥的一個別稱，小麥能夠製成精細的麵粉等糧食。而且，全麥食品中含有的營養物質更為豐富。小麥粉的作用也有很多，譬如厚腸胃、強氣力，還能夠製成許多的藥劑，對老年人的身體也是有益的。

　　玉米也是穀類食物中的一種。在玉米中，含有大量的蘿蔔素的含量、維他命 B2、脂肪等營養物質，在各種穀類物質中的營養價值是榮居榜首。在玉米中，還含有一定量的卵磷脂和膽固醇及豐富的維他命 E，這對老年人的身體健康是很有利的。在《本草綱目》曾經有提及：「氣味甘平，無毒，主治調中開胃，

根葉主治小便淋漓。」這就是玉米的藥用價值。

　　蕎麥有很多的別稱，譬如烏麥、甜麥、花麥、花蕎等。在蕎麥麵中，蛋白質的含量比白米和精製麵粉的含量都高，而且，大部分的蛋白質都含有人體中必需的離胺酸這種胺基酸。而且，在蕎麥中含有的脂肪的含量並不是很高，其中大部分的脂肪酸也是單不飽和脂肪酸。在蕎麥中還含有一定量的維他命E和亞麻油酸。他根據當代的醫學研究已經證實，單不飽和脂肪酸有降低血膽固醇、三酸甘油脂和低密度脂蛋白膽固醇的作用。所以，蕎麥對治療身體中膽固醇含量過高、肥胖症等病症是有起效的。除此之外，蕎麥中還含有適量的微量元素。

　　經過現在的醫學研究，已經證實，在蕎麥中含有一種名為芸香苷的物質。這種物質對於身體中血脂含量過高、血管發生硬化、血管壁彈性受到影響等病症都是有療效的。而且，對於老年人很有幫助。

　　現代醫學研究顯示，蕎麥含有具有藥理功效的（蘆丁）等物質，蘆丁具有降脂、軟化血管、增加血管彈性等作用。因此，在我們日常膳食生活中經常搭配適量蕎麥，可以預防高血壓、高血脂、動脈粥樣硬化、冠心病等疾病。傳統醫學認為，蕎麥性味甘、涼、能開胃、寬腸、消積。據《本草求真》記載：「蕎麥能降氣寬腸，消積去穢，凡白帶、白濁、泄痢、痘瘡、潰瘍、湯火灼傷、氣盛溼熱等症，是其所宜。」故以蕎麥為主味食療各種疾病的食療方也較多。

　　燕麥又名雀麥、黑麥、鈴鐺麥、玉麥、香麥等，是一種營養豐富的穀類食品，不僅蛋白質含量高於其他穀類，而且必需胺基酸中離胺酸也高於其他穀類。另外還含有較多的膳食纖維、維他命 B1、B2 和較多的磷、鐵等。由於燕麥含有亞麻油酸、胺基酸及其他有益的營養成分，因此被稱之為降脂佳品，對預防和治療動脈粥樣硬化、高血壓、糖尿病、脂肪肝等也有較好的效果，故也可以說，燕麥是藥食兼優的營養保健食品。

　　因此，粗糧的營養價值是比較高的。老年人適量食用粗糧對身體健康是十分有益的。

豆類食物，補充老年人的蛋白質

　　豆類食物在我們的日常生活中也是十分常見的，豆類的營養物質也是很豐富的。在豆類食物中，最為豐富的營養物質就是蛋白質。而且，每一種豆類的食療效果也是不一樣的。下面，就為大家介紹一下各種豆類食物的食療功效。

　　豆類及豆製品含蛋白質很高，一般在百分之三十左右，而且大豆含量最高。有人曾經做過統計，一公斤黃豆蛋白質的含量相當於兩公斤多瘦豬肉或三公斤雞蛋或十二公升牛奶。因此，黃豆被人們稱之為「植物肉」。豆類及豆製品的蛋白質不僅含最高，而且品質也好。豆類蛋白質的蛋氨酸組成與動物蛋白質相似。接近人體需要，其中穀類食物中較為缺乏的離胺酸在豆類中含量豐富，因此宜與穀類混配食用。

　　豆類的脂肪含量因種類不同相差很大，大豆含百分之十八左右，故可作為食用油原料。而除大豆外的其他豆類僅含脂肪百分之一左右。大豆脂肪多為不飽和脂肪酸組成，其溶點低。易於消化吸收，並含有豐富的亞麻油酸和磷脂，是優質脂肪，因此，黃豆和大豆油常披推薦為防治冠心病、高血壓、動脈粥樣硬化等疾病的理想食品。

　　豆類的營養價值非常高，傳統飲食講究「五穀宜為養，失豆則不良」，意思是說五穀是有營養的，但沒有豆子就會失去平衡。現代營養學也證明，每天堅持食用豆類食品，只要兩週的時間，人體就可以減少脂肪含量，增加免疫力，降低患病的機率。因此，很多營養學家都呼籲，用豆類食品代替一定量的肉類等動物性食品，是解決城市中人營養不良和營養過剩雙重負擔的最好方法。

　　豆類所含蛋白質含量高、品質好，其營養價值接近於動物性蛋白質，是最好的植物蛋白。胺基酸的組成接近於人體的需要，是膳食中蛋白質的良好來源。豆類所含的脂肪以大豆為最高，可達百分之十八，因而可作食用油的原料，其他豆類含脂肪較少。豆類含糖量以蠶豆、赤豆、綠豆、豌豆含量較高，為百分之五十至百分之六十，大豆含糖量較少，約為百分之二十五左右。因此，豆類供給的熱量也相當高。豆類中維他命以 B 群維他命最多，比穀類含量高。此外，還含有少量的胡蘿蔔素。豆類富含鈣、磷、鐵、鉀、鎂等無機鹽，是膳食中難得

的高鉀、高鎂、低鈉食品。

　　大豆異黃酮是異黃酮類化合物中的一種，主要存在於豆科植物中，大豆異黃酮是大豆生長中形成的一類次級代謝產物。由於是從植物中提取，與雌激素有相似結構，因此大豆異黃酮又稱植物雌激素，能夠彌補三十歲以後女性雌性激素分泌不足的缺陷，改善皮膚水分及彈性狀況，緩解更年期症候群和改善骨質疏鬆，使女性再現青春魅力。大豆異黃酮的雌激素影響到激素分泌、代謝生物學活性、蛋白質合成、生長因素活性，是天然的癌症化學預防劑。

　　紅豆—— 紅豆補心臟。紅豆被李時珍稱為「心之穀」。紅豆含有較多的膳食纖維，具有潤腸通便、降血壓、降血脂、解毒抗癌、預防結石、健美減肥的作用，同時有良好的利尿作用。

　　綠豆—— 綠豆湯是防暑佳品，綠豆清熱解毒和消解嘴唇乾燥、嘴部生瘡、痱子、暗瘡等特別有效，多食還可以保持眼睛免遭病菌侵害，達到明目美眼的功效。

　　豌豆—— 中醫認為，豌豆性味甘平，有補中益氣、利小便的功效，是脫肛、慢性腹瀉、子宮脫垂等中氣不足症狀的食療佳品。中醫典籍《日用本草》中有豌豆「煮食下乳汁」的記載，因此，哺乳期女性多吃點豌豆可增加奶量。此外，豌豆含有豐富的維他命 A，食用後可在體內轉化為維他命。

　　豇豆—— 豇豆分為長豇豆和飯豇豆（短豇豆）兩種。長豇豆即我們說的長豆角，常作為蔬菜食用；飯豇豆可以和白米

一起煮粥或製作豆沙餡。中醫認為，豇豆性味甘平，有健脾和胃、補腎止帶的功效，特別適合脾胃虛弱所導致的食積、腹脹以及腎虛遺精、白帶增多者食用。

　　芸豆 —— 芸豆又叫菜豆，味甘平、性溫，有溫中下氣、利腸胃、止呃逆（打嗝）、益腎補元氣等功效。它不僅富含蛋白質及鈣、鐵等多種微量元素，還有高鉀、高鎂、低鈉的特點，特別適合心臟病患者和患有腎病、高血壓等需低鈉及低鉀飲食者食用。吃時注意必須煮熟、煮透，否則會引起中毒。

　　黑豆 —— 中醫認為，黑豆味甘性平，有補腎強身、活血利水、解毒的功效，特別適合腎虛者食用。腎虛導致的腰痛、耳鳴者可取黑豆五十克、豬肉五百克一起煮爛，加入各種調味品食用。此外，黑豆還有「烏髮娘子」的美稱，用它製成的豆漿、豆腐等，是腎虛導致的鬚髮早白、脫髮患者的食療佳品。

　　蠶豆 —— 蠶豆性味甘平，有健脾利溼的功效，特別適合脾虛腹瀉者食用。但蠶豆不可生吃，也不可多吃，以防腹脹。特別需要注意的是，少數人吃蠶豆後會發生急性溶血性貧血，也就是俗稱的「蠶豆症」，應盡快送醫院救治。

　　鷹嘴豆 —— 與其他豆類相比，鷹嘴豆的食療作用特別突出。它盛產於新疆，因豆子的外形酷似鷹頭而得名。它有止瀉、解毒、強身等作用，富含異黃酮、鷹嘴豆芽素等活性成分和膳食纖維，有降血糖的作用，還可以用來治療支氣管炎、黏膜炎、便祕、痢疾、腸胃脹氣、皮膚搔癢、糖尿病、高血脂等

疾病。此外，鷹嘴豆還含有豐富的抗炎症功能因素，有炎症的人應該多喝點鷹嘴豆粥。

　　大豆 —— 大豆所含蛋白質較高，一公斤黃豆蛋白質的含量相當於兩公斤多瘦豬肉或三公斤雞蛋或十二公升牛奶，因此黃豆被人們稱為「植物肉」。另外大豆胺基酸的組成與牛奶、雞蛋相差不大，豆類蛋白質胺基酸的組成特點是均富含離胺酸，而蛋氨酸稍有不足。研究證明，食用豆類還能夠降低人體脂肪含量。另由大豆製成的豆製品包括豆腐、豆漿等營養也十分豐富。

　　這就是豆科植物的主要營養物質和營養價值，因此，老年人應該適當食用一些豆製食品，這樣更加對身體健康有利。

蔬果，補充身體中的微量元素

　　蔬果是我們日常生活中必不可少的一類飲食。而且，這類食物能夠為我們的身體提供大量的維他命和膳食纖維以及礦物質，對我們的身體很有好處。蔬果就是身體中需要的微量元素的保存庫。下面就為大家介紹幾種蔬菜。

　　首先是菠菜。菠菜的別名是「波斯草」、「鸚鵡菜」等。在《本草綱目》中曾經有記錄，菠菜是「通血脈，開胸膈，下氣調中，止渴潤燥」的良藥。而且，在俗語中也有這樣的說法：「菠菜豆腐雖賤，山珍海味全部換」，菠菜的營養價值是很高的。菠菜中含有大量的鐵元素和維他命C，而且維他命C能夠促進人體對於鐵元素的吸收，而且葉酸與鐵元素的吸收有一定的促進

作用，能夠治療缺鐵性貧血。除此之外，菠菜中還含有一定量的胰島素等物質，對於血糖的恆定有一定的幫助作用。菠菜中還含有充足的維他命 B 群，能夠預防因維他命 B 群中某種維他命吸收不足引起的疾病。除此之外，菠菜對於人體的酸鹼度平衡、血糖平衡等都有一定的作用。

第二種介紹給大家的蔬菜是番茄。在我們的日常生活中，這是我們經常能夠吃到的一種蔬菜。在番茄中，營養物質是十分豐富的。在番茄中，含有的營養物質最為豐富的就是番茄紅素和維他命 C。這兩種物質的抗氧化能力都是很好的，能夠保護我們的身體組織不會被氧化。而且，相關的研究組織已經證實，番茄中含有某種物質，能夠有效抑制癌細胞的生長和繁殖。除此之外，番茄還能夠遏制血栓，降低老年人患上血栓的機率。而且，番茄還能提高身體免疫力甚至是治療肺氣腫。

在十字花科甘藍類蔬菜中吲哚類蘿蔔硫素、異硫氰酸鹽、類胡蘿蔔素、維他命 C 等營養物質的含量是很高的，能夠有效治療腫瘤疾病和心血管疾病，其中，青花椰菜的效果是最為顯著的。

在蘆筍中，穀胱甘肽、葉酸的含量是很豐富的，能夠起預到防腫瘤有良好作用。胡蘿蔔中含有豐富的類胡蘿蔔素及大量可溶性纖維素，有益於保護眼睛提高視力，可降低血膽固醇，可減少癌症與心血管病發病。

洋蔥中有一定量的硒元素。硒元素的抗氧化能力是很強

的，還有一種比較特殊的能力，就是能夠生成穀胱甘肽。穀胱甘肽的主要作用是為人體的細胞傳送氧氣。多吃一點洋蔥，人體中穀胱甘肽的含量就會增多，輸送氧氣的能力就會增強，當然就會抑制腫瘤細胞的滋生。洋蔥屬於百合科的一種草本植物，又被眾人稱為蔥頭、圓蔥，是很常見的一種家常菜。洋蔥的皮有紫紅色、黃色或是綠白色三種。在這三種顏色的洋蔥中，黃皮洋蔥是最常見的一種家常菜，水分較少，辣味相對較輕，是家常菜的一種較好的選擇。

　　芹菜是傘形科草本植物旱芹的莖葉。芹菜已經有了兩千年的歷史了。在中醫界，芹菜是味甘性寒的一種植物，有利尿鎮靜、理胃和中、祛溼濁、除煩熱、散瘀破結、醒脾健胃、清熱平肝的作用。芹菜有一定的降低血壓的效果。在芹菜中，有一種酸性物質，對於原發性、妊娠性、更年期高血壓都有一定的抑制作用。在芹菜中還含有一種鹼性物質，有鎮靜的作用，相當於安眠藥的成分，但是對身體的是沒有傷害的。芹菜素也有利於安定心神，消除煩躁。芹菜中也有利尿的成分，可以解決人體下肢浮腫的難題。

　　芹菜是高纖維的一種食物，在消化的該過程中可以產生木質素。木質素可以抑制人體內細菌產生的致癌物質，同時，它可以加快糞便在人體中的形成和排除，降低了致癌物質和大腸的接觸機率，能有效預防結腸癌。芹菜也是養血補虛的一種良材。芹菜中鐵元素的含量是可觀的，它能夠使女子經期缺血得

到補充。經常以芹菜作為吃食，就可以緩解因貧血產生的面色蠟黃、皮膚蒼白的症狀，並且會讓人容光煥發、面色紅潤。

這些都是基本的蔬菜。還有許多的蔬菜並沒有一一為大家介紹。具體來講，蔬菜的營養物質是極其豐富的，對於人體的健康的是十分有益的。

肉類，讓老年人更健康

在我們日常的生活中，肉類是必不可少的食物，因為肉類中含有很多對人體有益且必不可少的營養成分，但是，對於老年人來說，吃一些脂肪類過多的食物對身體是有害處的，但是，又不能杜絕進食肉類，所以如何正確的吃肉成了一個問題。其實，老年人只要合理的進食肉製品，是能夠使自己的身體更加健康的。

現在的人們都非常注重自己身體的保養，注重養生的問題，尤其是一些老年人，養生觀念更加的重，就像儒家孔子日常的飲食，吃一些非常有營養的補品，不攝取肉製品，他們覺得肉製品中的脂肪比較的多，可能會造成自己脂肪濃度高，血脂黏稠等，於是平日裡只吃蔬菜類。其實這樣對身體也不是很好，蔬菜中大多含有的是維他命，部分肉製品中的營養成分，蔬菜無法提供，這樣長時間的進行下去，會出現營養不良的情況，這樣吃對身體也沒有什麼很好的作用。不一定要杜絕肉製品的攝取，適當的攝取一點肉製品，對老年人的身體是很有

好處的。

　　我們平時吃的最多的就是豬肉，其實豬肉是有很多營養成分的，不只是脂肪。豬肉它還具有增強身體，補虛養氣，滋補養陰的功能，對於老年人來說，正好是補氣的最佳食品。但是豬肉中的脂肪比較的多，所以在對豬肉的選擇的時候，要選擇一些瘦肉比較多的部位，這樣既可以吃到肉類，又可以保養自己的身體。

　　牛肉，是人們最喜歡吃的肉類之一，因為它的瘦肉比較多，有嚼勁，其中脂肪的含量也比較的低。它對於一些老年人出現的體虛氣短、筋骨酸軟無力等症狀有很好的效果的。所以，老年人在生活中可以多選擇牛肉來吃。但是，老年人在吃牛肉的時候一定要用大火燉爛，牛肉的嚼勁比較的大，不太容易消化，對於老年人，腸胃功能下降，消化起來更加的麻煩，所以，燉爛後比較容易消化和吸收。

　　羊肉是一種好處比較多的食物，它可以幫助人們抵禦風寒，還可以補養身體。它對於一些老年人平時出現的氣管炎、氣喘、虛寒、氣血虧損、怕冷等症狀有很好的治療和補養的功效，被人們稱為很好的補品，受到人們的喜愛。但是羊肉的本身有很濃重的膻氣味，這會刺激腸胃，使得消化功能降低，所以說，腸胃不好的人們應該謹慎的食用。

　　所以說，老年人並不是不能夠吃肉類，只要選擇好適當的肉類，可以使身體更加的健康。老年人在吃肉類的時候也需要

多加的注意。一般吃肉類時，要吃燉煮的，老年人的咀嚼功能大大的下降，而且燉煮肉類，能夠減少其中的脂肪酸，使得膽固醇的含量大大的降低，營養更加的豐富。還可以在其中添加一點豆製品，這樣營養就會更加的豐富。

平常在家中，老年人閒來無事可以做比較好吃的食物，這樣既滿足了自己的胃，又可以增強自己的體質，為年輕人減輕負擔。下面是一些食物的做法。

燉豬肉 —— 取一些含瘦肉比較多的豬肉（白肉中多是脂肪，多食對人體不好。）在清水中多洗幾次遍，洗乾淨。將其切成塊狀，盡量大塊，但是不宜過大，適中即可（切大塊可以防止豬肉中的鮮物質外溢，從而使得肉味減淡）。取一些蔥薑等調味品，將鍋中倒油、燒熱，蔥薑入鍋，然後倒入豬肉塊翻炒，炒出油。加入事先挑好的醬汁，加入適量的水，燉至爛即可食用。在此期間，不要用旺火進行猛烈的煮，肉塊遇到高溫就不容易煮爛，而且，還會使得芳香物質隨水分蒸發掉，香味減弱。

羊肉冬瓜湯 —— 取適量的羊肉，切成片狀，將冬瓜去皮去瓤，切成薄片狀。鍋中倒入油，加熱後將蔥薑等放入翻炒，然後倒入適量的水。水開後將冬瓜片倒入鍋中，加入適量的鹽、調料調味。等水再次煮開時，將羊肉片倒入，等到水再次煮開、羊肉片變成白色的時候就可以食用了。

所以，老年人在日常的生活中可以適量的攝取肉類，這樣更加的能夠使自己的身體保持健康。不一定花錢買營養品才能

夠養生，日常在吃的方面多注意一些也是可以達到養生的效果的。老年人和年輕人最大的心願就是身體健康，所以多注意飲食、多加鍛鍊，身體就會很健康。合理的攝取肉類，可以使老年人的身體變得健康。

第四章　藥食兩用的食物，應該怎樣吃

蔬菜類的食物，要怎樣吃

在我們的日常生活中，絕對離不開蔬菜。而我們在食用蔬菜的時候一定要注意。而且，我們必須清楚什麼蔬菜應該如何吃，如何進行搭配才是最好的。其實，蔬菜是分為幾個等級的。

首先是水耕蔬菜。這類蔬菜是人類透過某些培養液培育出來的蔬菜，是無汙染低耗能的一種蔬菜。

然後就是有機蔬菜。這類蔬菜是農民經過長時間的培育之後種植的一種安全、優質、營養的蔬菜。

最後一種蔬菜就是無害蔬菜。

在蔬菜中，含有多種營養物質，主要的營養物質有蛋白質、礦物質、維他命等。在蔬菜中，這些營養物質的種類和數量越豐富，這種蔬菜的營養價值就會越高。在我們的日常生活中，主要的維他命和礦物質都是來自於蔬菜。而且，蔬菜中的水分是比較高的，也含有適量的食物纖維，對身體是很有好處的。同時，經過國際研究發現，在我們的身體中，百分之九十的維他命 C、百分之六十的維他命 A 都是從蔬菜中獲得的。除此之外，某些蔬菜還具有屬於自己的特性。

在顏色是綠色的蔬菜中，維他命 C 和維他命 B 群的含量是很高的，還含有大量的微量元素。經常食用這樣的蔬菜，對於

老年人有降低高血壓的作用，還能夠鎮定心神，有助於肝臟的活動。而且，綠色的蔬菜能夠有效制止醣類轉化為脂肪。略微出現黃色或是原本就是黃綠色的蔬菜中含有豐富的維他命 E，能夠使皮膚減少色斑生成，還能夠使衰老延緩，對五臟也有幫助，還能調節腸胃功能。

　　而紅色的蔬菜中含有的胡蘿蔔素等營養物質，能夠增強人體中的免疫力。在紫色蔬菜中，有能夠調節神經和腎上腺素分泌的物質，還能夠使身體中細胞間的黏著力增強，降低大腦中血管堵塞的機率。而略微出現黑色和白色的蔬菜能夠幫助人體管理好自己的內分泌系統和造血系統，能夠促進唾液的分泌。有些蔬菜甚至有能夠抵抗腫瘤和癌症的效果，對視覺也是有幫助的，能夠緩解高血壓和心肌疾病。

　　在蔬菜進行烹飪的時候有幾點是需要注意的。

　　首先蔬菜應該先洗後切。因為在蔬菜中，還含有大量的水溶性的維他命。如果先切後洗，就會使這部分營養物質大量流失，就不利於營養物質的保存了。

　　第二點就是蔬菜在進行清洗的時候不應該使用洗潔精。有些人認為，洗潔精清洗蔬菜，就能夠使蔬菜表面的農藥清洗乾淨，其實，這是一種錯誤的做法。在使用洗潔精進行清洗的時候，就會使洗潔精殘留在蔬菜上，會對人體造成更大的危害。而將蔬菜多洗幾遍之後，就會使蔬菜中的營養物質大量流失，對身體的益處也會降低。

第三點是蔬菜在吃的時候最好不要削皮。因為在蔬菜的皮中，含有大量的維他命和營養物質。

最後，在進行烹飪的時候，不要使用大火炒。因為在蔬菜中，很多的營養物質都是懼熱的，高溫就會破壞這些營養物質，就會使蔬菜的營養價值降低。

因此，在吃蔬菜的時候，一定要注意烹飪的方法，以及在清洗蔬菜的時候也要注意，不能使營養物質的流失如此慘重。否則，我們所食用的蔬菜就會喪失原本的營養價值。

肉類的食物，要怎樣吃

在上個章節中，我們對肉類已經有了基本的了解。下面，就為大家介紹一下，肉類的食物應該如何食用。在肉類食物中，最有價值的營養物質就是蛋白質和脂肪，而這兩種物質在肉類食物中的含量也是比較高的。那麼，在食用的時候需要注意哪些問題呢？

有些腐壞的肉是絕對不能吃的。有時候由於微生物的汙染、細菌的滋生、肉類中的脂肪被氧化等原因都會使肉類發生變質，這種肉類就已經具有了一定的毒性。如果人吃下去，就會對身體有極大的傷害，有時候甚至會使人出現休克的症狀，威脅人們的生命。

在我們的日常生活中，我們食用的肉類一般都是經過冷藏的肉類，在食用之前，必須要經過解凍才能夠食用。

　　首先是在冷藏室進行解凍。如果並不是很著急的時候，就將肉從冷凍室轉移到冷藏室進行解凍，肉中的冰塊就會逐漸化開。

　　第二種解凍的方法是將肉放在一個金屬製的網架上，依賴正常的室溫進行解凍。這種方式也是比較好的，但是，最好是將網架放在一個空氣比較流通的位置，這樣就能夠使肉更快解凍。

　　第三種方案就是使用流動的水進行沖泡。方法是將肉放在一個保鮮袋中，然後將裝好的肉放進一個盆子中，將盆子放在自來水龍頭下，使用流動的水進行沖泡。但是，需要注意的是，必須將保鮮袋的口袋處密封。只有這樣，才能夠保證肉的鮮美不流失。

　　在食用這些肉質食物的時候，我們不能僅僅是食用肉類，而不進食其他的食物，這會對我們的身體造成損傷。為了避免這樣的事情發生，我們就要注意我們的飲食搭配問題。在中醫的角度上來講，葷素搭配不僅有利於老年人的身體健康，還能夠使食療的功效更加完美。下面，就為大家介紹一下應該如何搭配自己的膳食，才能夠使營養物質更加豐富。

　　首先是牛肉。在吃牛肉的時候最好是搭配馬鈴薯。牛肉中的纖維是比較粗的，這種物質會刺激胃黏膜。在吃牛肉的時候搭配馬鈴薯，對胃有保護作用。而且，馬鈴薯中的營養物質是比較豐富的，這樣就能夠發揮牛肉和馬鈴薯的主要功效。

在食用羊肉的時候最好是搭配一些生薑。生薑是一種生熱的食物，能夠止痛祛風溼，相互搭配食用，不僅能夠將羊肉中的膻味除去，還能夠幫助羊肉發揮出羊肉的溫補祛寒的功效，是比較好的一種食用方案。

在吃雞肉的時候，搭配栗子是比較適合的，能夠幫助人體對雞肉中的營養物質的吸收和利用。吃鴨肉要搭配辣椒、孜然，能夠平衡鴨肉的涼性，還能夠除去湯汁中的油膩物質。豬肉需要搭配的是洋蔥。這樣就能夠降低豬肉中的高脂肪對身體的危害。除此之外，豬肉還能夠搭配冬瓜、百合、南瓜等食材，這些都是對身體有幫助的幾種搭配。

對於中老年人來講，在食用肉質食物的時候，必須考慮到膳食中的營養結構是否處於平衡的狀態，那麼，老年人適合吃什麼肉類呢？這主要是考慮這種肉質食物中蛋白質等營養物質是否很豐富，是否適合老年人食用。

在諸多肉類中，豬肉應該是首選。在豬肉中，瘦肉不僅脂肪比較少，含有的蛋白質的含量也是很高的，尤其是比較適合長期食用，也不會為我們的生活增加負擔。除了這種肉類之外，牛肉也是可以的。而且，牛肉中脂肪的含量是比較少的，不會給老年人的身體健康造成威脅。兔肉、雞肉都是蛋白質含量高，脂肪、膽固醇含量低的肉類，而且不會給消化系統造成威脅和損傷。

而且，在食用肉類食物的時候，也要注意，不要吃太多的

肥膩肉類。在肥肉中，含有的脂肪的量是比較高的，會增加人體中的消化系統的負擔。有時候甚至會出現肥胖。這對老年人的身體健康都是有威脅的。

海鮮類的食物，要怎樣吃

海鮮類的食物在我們的生活中是十分常見的。其中最為常見的海鮮就是魚類、貝類等。在這些海鮮品中，所含有的普林是比較高的，所以，在喝啤酒的時候，應該盡量減少海鮮的食用，否則會出現痛風的症狀。

食用海鮮有助於降低人體中的血脂含量。但是，在食用的時候，必須注意食用量的問題。當海鮮的攝取量過高的時候，就會使身體中的膽固醇的含量增加。在沿海地區的人群，患有心血管疾病的病人是很少的，這種情況與食用海鮮息息相關。海鮮中含有多種不飽和脂肪酸，能夠降低三酸甘油脂和低密度脂蛋白膽固醇在身體中的含量，從而降低老年人患上心血管疾病的機率。

海鮮的吃法有很多，每一種吃法都有不同的效果。有些海鮮是能夠用來熬粥的。這類海鮮的代表者是瑤柱（乾干貝）。用瑤柱熬出來的粥不僅口味鮮美，還能夠改善老年人胃口不佳、久病初越之後的精神不振等問題。尤其是老年人經常出現口乾舌燥，耳聾耳鳴，腰腿酸軟，遺精盜汗的現象，這就是腎陰不足會出現的症狀。這個時候，每天喝一碗瑤柱熬成的粥，就會

有治癒的效果。

在多種海鮮中，在吃的時候也需要注意幾個方面的問題。現在，由於汙染嚴重，海域中的魚類也有可能是受到汙染的。因此，在購買的時候就應該注意，看看這些海鮮是不是新鮮的。

在進行烹飪的時候，熟透的蝦是沒有腥氣的。如果能夠聞到腥氣，就不要再吃了。而且，在冰箱中保存的海鮮如果出現比較濃郁的腥氣，也是海產開始變質的一種徵兆。尤其是在吃龍蝦的時候，千萬不要吃龍蝦的肝臟。因為這個位置是龍蝦用來處理身上的毒素的，所以含有一定量的毒素。如果誤食，很有可能會造成失誤中毒的嚴重後果。

食用海鮮，還有幾種需要注意的方面。首先是在食用之前需要使用極高的溫度進行加熱。在海鮮品中，含有多種細菌和病毒，所以，需要食用前用一定的高溫進行加熱，只有這樣才能夠達到消菌滅毒的功效，才不會使人吃下去之後患上其他的病症。

而且，在食用海鮮的時候，最好是和醋、蒜一起吃，在吃完之後，再喝一杯薑茶。醋和蒜都是有相對的殺菌效果的，而薑茶是一種性熱的飲品，海鮮一般是呈現出寒性的。這樣就能夠使食用的東西呈現出中性，不會使身體受到寒性的損傷，從而保護身體中的消化系統。

在食用海鮮的時候，有幾種吃法是不正確的。首先是生吃。我們都了解，在海鮮中，往往都是含有一定量的細菌和病

毒的，如果生吃，很容易就會使人出現腹痛、腹瀉的症狀。第二種不推薦的吃法就是燻烤。這種吃法的確是能夠使用較高的溫度殺菌，但是，這種殺菌的效果往往只是停留在海鮮的表面，無法對海鮮內部進行殺菌。

涮食也是一種不正確的海鮮食用方法。在進行涮食的時候，海鮮在沸水中停留的時間比較短，根本不能達到消毒的效果。有時候甚至會誤食半熟的海鮮，這就會增加患上病症的機率。然後，醃漬這種吃法也是不正確的。在醃漬的過程中，根本無法將細菌完全消滅，有些醃漬的材料甚至能夠為細菌的生殖創造條件，這就更不應該採用這樣的吃法了。

所以，對於食用海鮮，最為安全的一種食用方案就是採用煮食的方法。而且，在食用海鮮的時候，一定要注意，千萬不要喝酒，也不要吃水果。這兩種食物都會與海鮮發生反應，有時候會為身體健康造成損傷。

穀物類的食物，老年人需要的主食

穀物類的食物在我們的生活中並不是很難見到，相反，我們幾乎都是天天在和這些物質打交道。就像我們食用的其他的食物一樣，穀物類食物能夠為我們的身體健康做出偉大的貢獻。經過相關調查已經證實，老年人爆發的心臟病是與穀物食物有不可分割的關係。而且，已經證實，經常食用穀物食物的老年人會比其他的老年人更為健康一點。

在很多國家，對心臟病、中風、糖尿病等病症的研究也是有極大進展。而就在這些研究過程中，有很多項的研究已經出現和穀類物質相關的聯繫。而且，歐洲學家已經發現，高纖維膳食能夠降低老年人患上的結腸癌的機率，而且，全穀類食物對前列腺炎的治療也是有幫助的。

那麼，這些穀類食物到底應該如何食用呢？每一種穀類食物到底有什麼作用呢？下面就為大家一一介紹。穀物類食物最好的食用方法就是熬粥食用。

首先，我們經常食用的燕麥粥、糯米粥、五色豆子粥等有很好的補鈣效果。香蕉糯米粥、木瓜西米粥、地瓜玉米麵粥、桑葚枸杞糯米粥、銀耳蓮子粥能夠為我們的身體提供很好的鐵元素。用小米和薏仁熬成的粥能夠為我們的身體提供鋅元素。除此之外，在熬粥的時候使用一些特定的食材，還能夠增加身體免疫力。

在食用穀物類食物的時候，也不能夠盲目。的確，穀物類食物有很好的營養價值，能夠有效緩解老年人糖尿病、高血脂等多種病症，但是，也不是多吃就是好事。穀物食物還是應該控制好攝取量。

首先，過量食用穀物類物質會使身體中的免疫力降低。在粗糧中，含有大量的膳食纖維和植物酸，短時間食用會對人體有好處，但是，長時間無限量食用就會使身體對蛋白質的吸收和消化受到阻礙，脂肪散出熱量受到干擾。這就會給我們的心

臟帶來一定的損害，會影響我們身體中的免疫力，甚至會影響我們的性功能。除此之外，有些穀類物質中的植物酸是比較高的，長時間攝取這類物質，就會阻礙我們的身體攝取礦物質，並且使身體代謝受到干擾。這樣，就不會達到養生的目的了，甚至會給自己的健康造成威脅。

除此之外，穀類食物中的含糖量是比較低的，其他能夠為生命活動提供能量的營養物質的含量也是比較少的。如果只是食用這些穀類食物來維持身體需要的熱量問題，那麼，很有可能會使身體中的能量供應不足，會產生低血糖等身體病症。

所以，為了保證自己的身體健康，我們不僅要注意食用穀物食物的量的問題，還要注意自己的營養均衡，千萬不能將滋補身體的良材變成毀損身體健康的禍首。

第五章
老人的膳食也要順應四季的變化

春季吃甘，可增加身體中的微量元素含量

在我們的日常生活中，必須要注意自己的飲食問題，尤其是老年人。飲食是與養生是息息相關的，而養生注重的是使用適當的飲食和生活方案將身體中蘊藏的活力激發出來，從而使身體保持在健康的狀態下。在中醫的角度上來講，在春季是應該吃一些味甘的食物，只有這樣才能夠達到養生的效果。

春季是萬物對開始逐漸表現出活性的季節，而且在五行中是屬木的，在這個季節中，人體中的肝氣很旺盛。在這期間，人的心情也是這樣的一種狀況。春天裡，人的心情就會逐漸好轉，像萬物復甦一樣充滿生機，逐漸舒展開自己的心胸，使自己的心情也沐浴在陽光下，我們基本上也是出於新生的狀態，很有朝氣。隨著心情的愉悅，身體中的氣血也會受到季節的影響，就會使身體中新陳代謝的速度加快，使食用的食物和飲用的湯汁迅速消化並且對營養物質進行吸收，為我們的生命活動補充足夠的能量。

在民間有句俗語「春吃甘，脾平安」，這句話的意思就是在春季這個季節中，多吃一些味甘的食物，對身體是很有助益

的。那麼，為什麼會有這樣的說法呢？甘這種味覺在五行之中是屬於土屬性的，而土是萬物之根，是能夠滋養萬物的一種物質。也就是說甘味的食物是我們身體中營養物質的主要來源。

其實，味甘的食物並不單純指味道甘美的甜食，一些味道比較其清淡的食物也是屬於味甘的食物的，比如白米、白麵等主食。甘味的食物對脾胃都是有保養的效果的，能夠補中益氣，調和脾胃。所以，在春季應該多吃一點淡水魚蝦、地瓜、藕等清淡甘美的食物是最好的。

味道甘美的食物功效是不容小覷的。這類食物不僅能夠緩解身體中使用過的藥物的毒性。這也是在喝中藥的時候不能在湯汁中放入糖塊的原因。甘美的食物能夠緩解身體上出現的疼痛、痙攣、腹脹、腹痛等疾病，胃脹、頭痛這樣的疾病適當吃一點甜食也是能夠有效緩解的。味道甘美的食物還能夠利尿滲溼，就能夠緩解眼睛浮腫、小腿腫脹的症狀。

在五行之中，土生金，而肺就是屬於五行之中的金。所以，在春季，多吃一點味甘的食物，對我們身體中的肺部是有保養效果的。甘味的食物主要有潤肺、補充肺部氣血、滋養肺陰的效果，而且，肺部是掌管著人體中的氣血的。氣虛的人，會出現中氣不足、氣短煩悶、容易出虛汗、身體經常會出現疲勞，這類人群在春季食用一些味道甘美的食物，就能夠改善自己的身體狀況。

甘味是屬於土屬性的，土是萬物滋生的根本。因此，在四

季之中，無論是應該多吃什麼樣的食物，都應該將甘味的食物作為主要的飲食。尤其是在春天裡，這種食物應該多吃一些。在春季，自己的身體也是處於正在滋養的一個時期，在滋養的過程中，就需要諸多營養物質作為主要的後盾。而味甘的食物是補血補氣的良品。在春季，比較容易傷肝傷脾，食用味甘的食物就能夠改善這種狀況。

但是，在食用甘味食物補養自己的身體的時候，也是有需要注意的事項的。味道甘美的食物應該以清淡為主或是微微帶一點甜味就可以了。這樣的食物就能夠起到補養自己的脾胃的效果。如果甜味過重，就會有些膩，甚至會出現阻滯脾胃的效果。老年人的脾胃是比較虛弱的，就應該適量食用味甘的食物進行補養，但是，補養過頭就會出現傷害脾胃的效果。

經過上述介紹，我們都知道，在春季應該吃一些味道甘美的食物，只有這樣才能夠使自己的身體得到正確的善待，不會給自己的身體帶來負擔，也不會得到相反的效果。

夏季吃辣，清熱降火

夏季是一個火熱的季節。於是，在五行之中自然就是占於火位。在這個比較容易躁動的季節裡，人的心火也是會隨著變得旺盛的，這個時期，最應該注意的就是養心。養心的最佳時間就是在午後。在這個時間，人體中的氣血會流經心經這個位置。這個時候，適當的午休會對心神有保養的效果和作用。因

此，老年人在這段時間中讓自己有一個很好的睡眠，對於自己的心臟是很有益處的。當然，年輕人在這段期間中也睡一小段時間也是對自己下午的精神狀態有幫助的。

其實，這並不是重點。重點是，在我們的身體中，心和小腸共同組成了一個系統，心火會使我們身體中的血液變得有些暖意，並且促使血液在身體中的循環，這樣就能夠使從食物中吸收的營養物質更為快速轉移到需要的位置，是這些營養物質更為有利於人體的吸收。

在夏季，很多的孩子會出現長高的情況，而且會比其他的季節長得快一些。會出現這樣的情況，與夏季中的小腸功能比較旺盛是分不開的。在夏季，小腸的活動比較頻繁，人體吸收外界的營養物質就會比較快，這樣就能夠促使身體中的新陳代謝的速度加快，也就會使孩子在夏季長得比較高，也會成長得較快。而在夏季，還有一個問題也是需要解決的，這個問題就是厭食。在夏季，因為天氣比較炎熱的緣故，經常會使人出現對食物的厭煩感覺。因此，在夏季，適當吃一點開胃的食物，對身體是極為有好處的，也能夠使營養物質的吸收更加充足。

在人類的身體中，脾和胃是屬於一個整體的。這個體系在我們的身體中是屬於土屬性的。在我們將食物吃下去之後，這些食物就會在脾胃之中進行消化，分離並且形成身體中的氣血，營養物質就被儲存在氣血中。脾胃也是有陰陽之分的，其中，脾胃是屬於土屬性的，所以，脾是屬於陰土，胃是屬於陽

土的。就是因為這樣的原因，脾不喜歡溼熱的環境，而胃則是不喜歡乾燥的環境。這就證實了為什麼患有胃病的人要飲用粥湯進行調和了。

在每年的夏季，尤其是夏季的時間稍微長一點的時候，就會出現溼熱的環境，這個時候，溼熱就會影響人的食慾，會使人沒有胃口。而且，在夏季，由於天氣的炎熱，會使人對生冷的食物有一種偏愛，身體中的溼熱又比較旺盛，內外兩重天，就會出現消化不良、腹瀉等不良症狀。為了在夏季保護好自己的脾胃，這個時候就應該吃一些健脾利溼的食物，譬如荷葉粥等。

除此之外，辛辣的食物也是對這個時期的身體有所助益的。很多人認為，夏季是一個比較容易上火的季節，所以不適宜多吃一些辛辣的食物。其實，這是一種錯誤的認知。在夏季，我們身上的毛孔會逐漸打開，人體會受到外邪的侵襲，而辣的食物會使我們的身體內部維持在正常的水準上，不會讓我們的身體內部出現故障。在夏天，人體中的陽氣是停留在身體表面的，脾胃是處於寒性狀態下的，適當食用一點辛辣的食物，能夠使脾胃功能得到改善，也會幫助身體發汗，排出淤積在身體內部的毒性。

在五行上來看，夏季是一種屬火的季節，而火是金的剋星，也就是說對我們身體中的肺不是很好，會影響肺部的健康。而且，肺的主要功能在皮毛上，這會使肺氣受到阻滯，容

易受到外邪的感染。如果吃一點辣味的食物，就會使辛辣透進肺氣中，幫助舒緩肺氣。

　　而且，在眾多的補益藥品尤其是補血的藥物中，當歸都是一種比較有效的補身良材。而當歸就是味辛性溫的一種中藥，補血的效果十分好。而且，茶也是一種涼性辛辣的飲品，能夠有效散風明目。尤其是在三餐之中，大部分的調味劑都是辛辣的食物，譬如蔥、薑、蒜、花椒等等，而這些對身體都是有補益的效果的。

秋季補肺，促進血液循環

　　秋季是屬於五行之中的金屬性，這個時節是處於一片蕭殺之中的，萬物都在逐漸凋敝。但是，這個季節也是一個收穫的季節。在這個季節裡，人們要為日後的生活做打算，為冬日的生活儲備好足夠的蔬菜和糧食。在這個時期中，人也是需要補充足夠的營養物質的。但是，應該補充什麼，又要從哪裡進行著手呢？

　　在秋季，主要應該進補的就是肺部。在我們的身體中，肺和大腸組成了一個比較可靠的系統，就是因為這個系統具有肅降的功效，肺氣才會向下走。而當肺氣出現不下降，並且有上漲的趨勢的時候，人就會出現咳嗽的現象。而大腸是主管排泄的器官，也是向下走的一種。而在五行之中，金是純度越高才會越好，因此，在治理肺部的時候，最好是不要沾染上雜質，

這樣才能夠使肺部更加健康。有些人在灰塵比較多的地方散步的時候，會突發性出現咳嗽的症狀，其實就是因為有些灰塵並沒有被鼻腔黏膜等位置處理好，跑到了肺部，而肺部不能忍受這樣的灰塵存在，就會透過咳嗽的方法將這些灰塵排出體外。

在秋季一定要注意補肺。如果身體中的肺氣是比較充足的，就能夠使身體中營養物質輸送到腎臟等處，並且轉化為精氣輸送到全身各處。這個時候，就應該多吃一些補氣的食物，譬如雞蛋、杏仁等。如果人體在平時的時候就是比較虛弱的，那麼，可以在熬粥的時候在粥中加入少量的黃芪，對於補充身體中的營養物質是很有作用的。而且，在深秋時節，吃一點銀耳、枸杞等食物，也能夠滋肺潤陰，保養身體中的經期，使之源源不斷，不會被身體中的虛火消耗殆盡。

在秋季飲食方面，還有許多應該注意的地方。首先需要注意的就是在飲食的過程中應該注意自己食用的飯菜不要營養物質過剩。大吃大喝對身體也是有損傷的。而且，在吃飯的過程中應該盡量減少刺激性食物的食用，這樣會對腸胃有保養的效果和作用。除此之外，還要適量食用一些蔬果，這會使身體中的營養物質更加齊全，有利於身體健康。

在這個季節裡，應該盡量減少生冷食物的食用。在這段時期，空氣中的溫度、溼度都會隨著季節的改變而發生變化。而人體為了適應這種情況的改變，身體中的新陳代謝也會出現相對的改變。如果在這段時間裡，人們食用的生冷食物增加，

就會引起消化上的不良反應。為了避免自己的身體健康受到損傷，最好是不要吃生冷的食物。

除此之外，海藻類的食物是可以稍微多吃一點的。在海藻類食物中，蛋白質、維他命、礦物質都是含量比較高的。而且，海苔能夠有效避免人體遭到射線的損傷。在秋季，還應該吃一點梨，能夠有效預防咳嗽。在秋季，是有一些燥熱的。在這個時候，多喝一點水，喝一點豆漿、牛奶等飲品，而且應該吃一點蘿蔔、蓮藕、荸薺等食物，能夠有效預防秋季會發生的疾病。

而且，在秋季應該注意保護好自己的胃部。在中醫的角度上來講，腸胃喜暖惡冷，暖散而冷凝，凝則傷胃。所以，在這段時間裡，應該注意自己的胃部不要受到損傷。尤其是原本就有胃部疾病的患者更應該注意，千萬不能使病情更加嚴重。在這個季節中，要盡量減少油膩食物的食用。因為這樣的食物會使我們的腸胃發生病症，影響我們的消化系統的正常工作。

除了這些在飲食上應該注意的事項之外，還有一些按摩手法也是能夠使腸胃得到相對的調理的。所以，老年人在飯前或是飯後的一段時間裡應該保持一定時間的按摩，這樣對我們的身體是很有好處的。最為應該注意的就是在這段時間裡，人的免疫系統是相對脆弱的，所以，更應該食用一些食物或是增加自己的身體鍛鍊，使自己的身體更加健康。

冬季溫補，滋陰補腎

在冬季，由於溫度的限制，人們的活動量會相對降低。在這段時間裡，人體上的出汗量會比其他季節減少很多，相對會出現的症狀就是人的手腳會有一些冰涼的感覺，因此，在冬季最適宜吃一些溫補的食物，就能夠將我們的身體調理好，還能夠增強我們身體的抗寒能力。

在我們的身體中，腎和膀胱也組成了一個體系，並且在五行之中占有水位。腎是一個藏精的器官，而腎精經過身體的一系列功能反應能夠轉化為腎陰，也就是形成了腎水。這種身體中的體液能夠滋養我們的五臟六腑。膀胱雖然是主要的排泄器官，但是在進行排泄的時候也是對腎臟有依賴作用的。如果在我們的身體中出現腎虛的現象，就會出現腎水不足的症狀，有可能出現的病症有小便不利或是頻尿。這些疾病不僅會影響性生活和生殖功能，還會對其他的身體器官造成影響。

在我們的身體中，腎水是向上走的一種體液，只有這樣才能夠對我們的身體起到滋養的作用。而能夠產生這樣的效果，也是依賴腎臟中的腎氣才能夠達到這樣的效果。腎陽的溫熱氣化作用才能夠有這樣的作用。但是，補腎也不是很簡單，也不能只是補腎陰，要根據身體的具體情況，判斷自己的身體中腎陰和腎陽是否平衡，再決定要怎麼補。

冬季是補腎的一個好節令。在冬天裡，由於天氣比較寒冷，人體中的腎經為了保證自己身體中的熱量，就會封存在身

體中。因此，冬季是一個不能使身體過於勞累的時節，也要保證自己的腎精不要外泄太多。除此之外，一個良好的作息時間和作息習慣也是很重要的。早睡早起、定時吃飯以及必要的運動都是很重要的。那麼，在冬季進行食補的關鍵有哪些呢？

在民間有一句俗語：「三九補一冬，來年無病痛。」這句話的意思是在冬天裡，營養物質的吸收是十分重要的。如果在這個時節裡能夠補充身體中的營養物質，就能夠使人在來年時候身體健康無病無災。

由於冬季氣溫比較低，身體中的生理功能和新陳代謝會相對降低。這個時候，就要適當調整老年人的膳食結構，適當進補才能使老年人的身體保持健康。老年人在這個時間段中的飲食應該以提高身體的免疫力為主要的進補方案。

首先，老年人的膳食應該能夠保證身體對熱量的需要。在冬季，人體需要量比較大的營養物質是醣類、脂肪、蛋白質這三大營養物質。如果老年人對這三種物質的需要量能夠得到滿足，並且能夠在身體中進行正常的水解和釋放能量，那麼，老年人對熱量的需求就能夠正常解決，也就使老年人的抗寒能力得到提升。但是，需要注意的是，在進補的時候，也要注意不要補過量。過量的營養物質不僅不會給人體帶來健康，還會影響人體的健康。所以，為了人體的健康狀況能夠處於正常的狀態下，一定要保證老年人的膳食結構維持平衡。

冬季的蔬果原本就會比其他的季節要少一點，所以，一定

要注意老年人攝取的維他命的量是否能夠維持在正常的量。老年人的身體中缺乏維他命，就會使老年人的身體健康受到損傷，這樣的話，就會出現口腔潰瘍、牙齦腫痛、出血和大便乾燥等疾病。所以，在冬季，老年人也應該食用適量的水果和蔬菜，保證各種維他命和微量元素的攝取量能夠保持在正常的狀態下。

在冬季，老年人還應該吃一些有溫補效果的食物，譬如牛肉、羊肉等都是冬季溫補食物。而且，在冬季，老年人的尿量會逐漸增多，這就會使老年人對水的攝取量增加，所以，老年人還應該保證水分的攝取量。

老年人只要能夠在保證自己攝取營養物質正常的狀態下，食用一些溫補的食物進行身體的調養，就能夠保證自己的身體健康。

下卷

多種老年常見病的食補療法

第一章 老年人常患的病症

心腦血管疾病，老年人的天敵

　　人在步入老年的年齡範圍之後，就會出現很多種疾病。而在這些疾病中，心腦血管疾病是最可怕的一種，也是老年人最不想接觸的一種疾病。在現在，心腦血管疾病已經是全國所有病症中發生率最高的一種疾病。在美國，心腦血管疾病已經被列為老年人的「頭號殺手」。經過相關研究人員的統計，有七千一百位美國人在為這種病症頭痛。而老年人為什麼會出現這種疾病呢？

　　老年人會出現這種疾病與日常的生活飲食習慣有關。首先，老年人的飲食不健康，經常攝取過量的飽和脂肪，精製的醣類食物攝取量過多，吃很多的垃圾食品，甚至是長時間攝取燃燒脂肪的營養物質太少，都會造成心血管疾病。有些時候，長時間只食用精緻的米麵、病毒感染都會造成老年人心血管疾病的困擾。

　　心血管疾病在西醫的角度上來講，也叫做循環系統疾病。它的範圍是比較廣的，主要的病因一般是與血管和心臟有關，同時也包含各種心臟病、糖尿病、高血壓、低血壓等等疾病，其中，冠心病、高血壓、高血脂就是老年人患上中風、心肌梗塞的主要原因。因此，將這些疾病消滅在幼苗時期對我們的心

臟是很有幫助的。

在中醫來看，會出現心血管疾病的主要原因是氣血虛弱導致血瘀。當身體中出現血瘀的時候，就會對心臟的滋養造成障礙，也會影響血液的上行，就會使血瘀的症狀更加嚴重，從而出現惡性循環的狀況。在中醫看來，想要治療或是避免心腦血管疾病就要活血補氣，還要化瘀養心。

那麼，在我們的日常生活中，有哪些食物能夠幫助老年人遠離心腦血管疾病呢？

首先是黑木耳。黑木耳是一種強身養胃、益氣補腎、活血化瘀的食物，它能夠使老年人的血液黏稠度降低，使血液中的血脂含降低，使血管軟化，保證我們的身體中的血液能夠正常流動，不會在某個部位出現阻塞，從而降低老年人出現心腦血管疾病的機率。而且，黑木耳還具有能夠吸附身體中的代謝產物的作用，使這些代謝產物能夠及時排出身體，不會在身體中產生阻塞的現象。

之後是洋蔥。洋蔥是一種性辛溫的食物，有溫陽活血的功效，降低血脂的作用十分強悍。洋蔥中含有的前列腺素Ａ，是對血管有擴張作用的一種激素，而且，蔥蒜含有一定的辛辣味道，能夠消炎滅菌，其中的蔥蒜辣素具有抗血小板凝聚的主要作用，能夠使血液的黏稠程度降低。還能使身體中的血壓維持在正常的水準上。

然後是生薑。生薑性溫味辣，是能夠促使血液循環的一種

食物。而且，生薑能夠健脾和胃、殺菌滅毒，是一種對身體有益的食物。經過多年的研究發現，生薑對身體中的膽固醇和血糖都有維持平衡的作用，還能夠降低血液的黏稠程度，能夠有效預防心腦血管疾病的產生，是老年人身體健康的一種保障。

番茄的別名叫做西紅柿，它是老年人的一種保健食品。番茄中含有一定量的活血化瘀的物質，比如果膠等，對身體中的膽固醇有降低的效果。而且，番茄中還含有一種名叫番茄紅素的成分。這種物質能夠抵抗血小板的凝聚，有效預防心腦血管疾病的發生。而且，番茄還具有加強血管壁彈性、防止動脈粥樣硬化的效果，在增加血液循環的同時還能改善老年人的身體。因此，番茄是老年人的一種保健食品。

山楂對老年人的心腦血管疾病也是有效果的。山楂是一種味酸性溫的食物，對脾胃都是有養護作用的。在山楂中含有牡荊素，這類物質對血管的舒張有效果，而且能夠緩慢而持久性降低血壓，能夠使冠狀動脈擴張，有降低血脂、加強心跳的作用，是老年人避免心腦血管疾病的一種食物。

根據上述的知識，老年人經常食用就能夠改善身體的狀況，有效避免心腦血管疾病。

消化系統，影響老年人健康

老年人上了年紀之後，身體中的各個器官都有要「罷工」的跡象。這個時候，如果不注意自己的脾胃健康，會帶來更麻煩

的隱患。脾胃不好，消化系統出現故障，就會影響食物在身體中的消化吸收。老年人的營養物質不能夠跟上需要的量，就會使身體器官或是組織缺少營養物質，從而使身體的老化步調加快，甚至有時候會影響身體健康。

在中醫上講，食物經過小腸的消化吸收之後，就會進到脾胃之中。隨後，脾就將這些食物轉化為水穀精微，將這些水穀精微傳送到身體的各個部位，這些部位包括經絡、血脈、大腦等等。這個步驟被大家稱為「升清」。在這之後，胃部負責將脾消化之後的「雜物」輸送到排濁之處，也就是將廢氣傳送到肺部，將殘渣送到大腸、膀胱等地方。而這個過程是我們通常所說的「排濁」。

上述的整個過程都是依賴整個消化系統來完成的。五臟之間的關係就像是五行之間的關係，是相同的。它們之間都是相生相剋的。比如，五行之中，脾胃是土的屬性，而在五行之中，土的說法是「土能生金，是金之母」。這就是說，如果我們能夠將自己的脾胃養護好，就能夠使我們身體的其他器官更加健康。

在我們的內臟中，脾胃是屬於消化系統中的器官，卻掌管著身體中的主要臟器。脾胃是周身氣血的主要供應站，也是身體中排出廢物的主要器官。脾胃的功能如果處於正常的狀態下，就能夠使自己的身體健康，其他的器官得到氣血的滋養。當脾胃出現不適的時候，就會影響身體中的其他器官的正常工

作。很多疾病是否能夠治癒也是與脾胃有關的。譬如，很多的慢性疾病在醫院中檢查不出病因，但是經過對脾胃的治療之後，就能夠使病情慢慢減緩逐漸消失。

在我們的日常生活中，很多習慣對我們的消化系統都是有影響的。比如暴飲暴食、沒有規律的飲食習慣都是會對我們的消化系統造成負擔的事情。所以，我們在飲食的時候，一定要注意自己的飲食習慣，不要經常食用一些寒涼、生冷、肥膩的食物。長時間對自己的消化系統進行調養，一段時間之後，就能夠使自己的身體健康得到保證。

那麼，有哪些食物能夠調養我們的消化系統呢？下面就為大家介紹。

首先是扁豆胡蘿蔔粥。這種粥是針對脾虛的患者制定的。這種粥需要的材料是扁豆、糙米、胡蘿蔔這三種食材。功效主要是健脾和胃，順氣消積。除此之外，這種粥對噁心想吐、食慾不佳、慢性腹瀉都有治療的作用。經常食用這種粥，對腸胃有調和的作用，還能夠調養脾腎。但是，這裡需要注意的是，在煮食扁豆的時候，一定要將扁豆煮熟。不熟的扁豆帶有一定的毒性，對身體健康沒有好處，還會給我們的肝臟帶來一定的負擔。

然後就是四寶粥。四寶粥中的「四寶」都有紅棗、山藥、糯米、薏苡仁。或許，您認為這只是四種很平常的食材，但是，小世界裡存在著大知識。桂圓和紅棗能夠補益我們的氣血，但

是，食用過多就會造成腹瀉腹脹的狀況。這個時候，加入一些糯米和薏苡仁就能夠改善這種狀況。這種粥持續吃一段時間之後，就能夠改善脾虛胃寒的症狀，睡眠的品質也會有所提升，不會再失眠，腹瀉的症狀也會有所緩解。

黃酒紅棗枸杞牛腩湯也是有利於脾胃的一種食物。有些人在寒冷的天氣中也喜歡喝一些寒冷的飲料，長時間保持這種生活習慣，就會給自己的消化系統造成負擔，時不時就會出現腸胃疼痛的狀況。這種湯就能夠改善這種消化系統疾病。這種湯能夠調和腸胃，使腸胃寒冷的狀況得到緩解，長時間飲用就能夠改善腸胃不調的病症，還能夠增加食慾。

經過上面的敘述，老年人就應該定時吃飯，減少甚至不吃寒涼的食物。保護好自己的消化系統，才能使自己的身體更加健康，才能使自己的五臟六腑免遭劫難。

呼吸系統疾病，需要特別注意

人，之所以能夠在這個人間存活著，我們的呼吸系統是功不可沒的。當一個人的呼吸停止了，那就意味著這個人已經死亡或是接近死亡了。那麼，你對呼吸系統有了解嗎？其實，我們的呼吸系統是很脆弱的，極其容易受到感染，呼吸系統疾病在老年人的世界中並不少見。這類疾病主要發生在氣管、支氣管、肺部或是胸腔中。病情稍微輕的時候，經常會出現咳嗽、發燒、咽喉腫痛等，稍微重一些的患者會感覺呼吸有些困難。

更為嚴重的患者多會出現嚴重缺氧，有的患者甚至會因為呼吸衰竭而死亡。這種死亡在因為呼吸系統出現病症而導致死亡的死亡率在城市死亡率中占有第三位的位置。可見，老年人保護好自己的呼吸系統是多麼重要的一件事情。

呼吸系統疾病在汙染比較嚴重的地區、工業化城市、人口老齡化比較明顯的地區的發生率比較高。而且，這種疾病與人的生活也有很大的關係。經常吸菸並且從事粉塵較多的工作的人是比較容易患上呼吸系統疾病的。而且，老年人由於身體的逐漸老化，就會出現氣喘、肺部感染等疾病，增加老年人的身體負擔。

那麼，老年人比較容易患上哪幾種肺部疾病呢？

首當其衝的是氣喘病。這種病在民間有一個俗稱——「吼病」。這種病由於身體中的多種細胞發生病變而引起的慢性氣道炎症。老年人比較容易患上這種疾病。老年人患上這種疾病之後，經常會出現反覆喘息，氣息急促，胸口悶痛，咳嗽等等症狀，而且這種病比較容易在夜間發作。在發病的時候也會因為呼氣的氣流速度有限制而感覺十分不舒服，但是不是很嚴重的患者可以根據自己的情況身體自行進行調節。但是，嚴重的患者就需要藥物進行幫助才能對這種情況進行緩解。

第二種老年人需要注意的呼吸系統疾病是氣管炎。這種疾病主要是身體中的氣管、支氣管黏膜因為環境因素或是自身原因而產生炎性變化。這類患者經常會長時間咳嗽，嗓子處有濃

痰，口中的黏液會有所增加，有時候會有喘息。這種病在早期並不是很嚴重，而且多發生在冬季。在春季到來的時候就會有所緩解。所以老年人經常不會很在意這種病症。但是，隨著身體的老化，這種病會逐漸加重。到了晚期，就會出現呼吸不順暢的狀況。老人們應該多注意自己的身體，不要吸菸，喝酒的量也要有限制，養成一個良好的生活習慣。

還有許多相關老年人呼吸系統的疾病，譬如支氣管炎、肺心病、慢性阻塞性肺疾病、肺結核等疾病，都是對老年人的身體有損害的呼吸系統疾病。老年人在感覺自己的身體尤其是呼吸道有問題的時候，千萬不要忍著，要及時到醫院進行診治，以免身體上出現更大的疾病，威脅自己的身體健康。

但是，這些疾病在醫院應該如何進行治療呢？

首先是需要調整機體免疫功能。呼吸系統疾病的產生與身體的免疫細胞是無法脫離關係的。免疫系統的主要職責是要讓與自己身體有異的物質排出體外或是吞噬掉。而有些呼吸系統疾病的發生就是由於免疫功能有障礙，不能將自己的身體看護好，遭到外來物質的損害。因此，想要根治呼吸系統的疾病，就要從免疫系統入手，調理自己的身體。

然後就是需要調節植物神經系統，使之正常運轉。呼吸系統會出現罷工的症狀，與身體中某些神經系統過於興奮也是有關的。這些神經過於興奮，就會使身體中的某些神經系統相互對抗，使身體狀態不佳。而治療呼吸系統疾病的某些藥物，

就是對身體的神經系統有調節作用，使身體狀態保持在平衡的狀態下。

治療呼吸系統疾病除了對身體的這些狀態有要求之外，還需要照顧身體的酸鹼度，維持身體中的 pH，使身體維持在適合的狀態下。還有就是控制呼吸道感染的狀況。降低身體的患病機率。

老年人的呼吸系統疾病是很重要的，應該在發現這些病症之前，就將這些患病的「幼苗」掐死在搖籃中。所以，提前預防是很重要的一件事。那麼，老年人預防呼吸系統疾病需要做些什麼呢？首先是對自己的生活狀況要有所改善。吸菸是對呼吸道最大的威脅，應該禁止吸菸，限制喝酒。在平時的時候，盡量遠離汙染比較重的地方，避免吸入更多的粉塵。然後就是食療。有些食物是可以照顧我們的呼吸系統的，平時就應該多吃一些這類食物。

那麼，能夠預防呼吸系統疾病的食物有哪些呢？芥菜糙米粥、甘草醋方、糙米百合粥、蘇子粥、杏仁白米茶等都是對呼吸道有良好保護作用的食物。在平時，多吃一些這類食物，對老年人的呼吸系統是很有幫助的。

泌尿系統，也是老年人的常患病症

老年人的泌尿系統也是很脆弱的一個身體系統。泌尿系統疾病更常發生在老年男性的身上，而且，這類病症並不是一朝

一夕患上的，很多的患者總是在治療之後就會發生病情反覆的狀況，經常是停留在一個無限循環的「怪圈」中。因為泌尿系統疾病的發生率較高而且經常是久治不癒，很早就已經引起了醫學界的關注。近年來，經過醫學家的努力，治療這類疾病已經有所見效。

　　其實，老年人會出現泌尿系統疾病的原因，既有生理上的原因，也有生活習慣不良的因素。泌尿系統主要包括腎臟、輸尿管、膀胱和尿道。這四個器官都是比較容易出現病症的器官。當然，泌尿系統疾病並不是僅僅是與泌尿系統相關的器官發生病變，有些時候，身體上的其他器官發生病變也會引起泌尿系統疾病。有些時候，泌尿系統疾病甚至會引起全身系統出現不正常的症狀。

　　那麼，泌尿系統疾病主要的身體症狀有哪些呢？泌尿系統疾病在身體上出現的症狀主要是與尿液相關，有時候是出現血尿、排尿的時候有疼痛的感覺，尿道或是尿道附近出現腫塊等現象。在身體上也有其他方面的顯現，譬如出現高血壓、身體浮腫、貧血等。都是泌尿系統疾病的表現。下面，就為大家具體分析泌尿系統疾病。

　　首先，泌尿系統疾病的病因是十分複雜的。老年人的生殖系統受到外來細菌的感染或是出現寄生蟲感染都會引發相對的泌尿系統疾病。而且，老年人會出現這種疾病，多是因為細菌侵入生殖系統，造成生殖系統中的某些部分發生炎症，引發泌

尿系統疾病。譬如睾丸炎、附睾炎、前列腺炎、精囊炎、尿道炎等病症的原因，多與細菌入侵有關。能夠引起泌尿系統疾病的細菌常見的有淋球菌、結核桿菌、病毒等幾種。

泌尿系統疾病在發病之後是不能澈底治療的。這種疾病的原因大多是因為細菌入侵，而細菌在進入身體之後，在合適的條件下就會繁殖，而且不容易完全消滅。在進行治療的時候使用藥物也只能將這些細菌維持在一定的數量，抑制它的繁殖，而不能完全除去。所以，當身體中的環境發生改變，而且是適合這些細菌滋生的時候，這些造成泌尿系統疾病的細菌就會捲土重來。這也是泌尿系統疾病不能根治的一個重要原因。

但是，了解了發生泌尿系統疾病的原因之後，不能隨便進行治療。有些人認為，生殖系統疾病是羞於見人的一種疾病，經常會胡亂吃一些藥物，只是淺顯的進行症狀治療。這是不正確的一種做法。當發生了這種病症的時候，一定要到醫院進行就診，自己為自己治療，只會破壞自己身體的內環境，為醫生的治療增加難度。

當老年人的身體上出現以下幾種現象的時候，就要小心泌尿系統疾病了。首先，當自己的尿液出現異常的時候，可能就是自己的泌尿系統受到了感染。這類患者經常會出現血尿、膿尿等現象。然後就是在排尿的時候出現尿急、尿痛、頻尿的現象的時候，也是需要注意的。而且，腰酸也是泌尿系統疾病的一種徵兆。這個時候，就要到醫院進行檢查，不能拖著。

　　那麼，泌尿系統疾病中常見的幾種病症都有哪些呢？這種疾病通常有尿道炎、淋病、尿道、膀胱、前列腺疾病、泌尿系統腫瘤、腎腫瘤、泌尿系統結石、急進性腎炎症候群、急進型腎小球腎炎、腎小球病變等。在這些泌尿系統疾病中，最為嚴重的就是腎病。在進行治療這些泌尿系統疾病的時候，除了需要藥物的治療之外，還需要生活上的幫助。

　　首先，需要注意自己的個人衛生問題。在我們的生活中，如果沒有一個良好的生活習慣，很容易會使細菌入侵我們的身體。因此，我們不僅要時常清洗自己的生殖系統，還要常換內褲。不要使用公共的浴池，要注意自己的衛生問題。

　　然後就是要多飲水，時常飲水，對治療泌尿系統疾病也有一定的幫助。在性愛的過程中，動作不要過於粗暴，同房之前和同房之後要進行身體的清潔。經常使用熱水進行身體的清洗，有助於泌尿系統疾病的避免。而且，清潔身體的毛巾最好也是一人一個，避免交叉感染。

　　除此之外，老年人還需要注意自己攝取的營養物質要能夠支撐自己的生命需求。只有身體健康，才能夠避免疾病找上門。

內分泌疾病，特別要注意

　　在人體中有八大系統，內分泌系統就是其中的一個。內分泌系統主要的功能是分泌身體需要的各種激素，調節我們的身體代謝，維持身體的各種生理功能保持在整張的狀況下。在身

體健康的情況下，內分泌系統分泌的各種激素是能夠保持在平衡的狀態的。但是，總是能夠出現這樣或是那樣的原因，打破身體中的內分泌系統的平衡狀態。這個時候，不僅會出現內分泌失調的狀態，還會出現內分泌疾病。

內分泌疾病主要是分為三種。第一種是功能亢進型內分泌疾病。這類疾病大多都是分泌腺過於興奮產生的激素過多造成的。第二種是功能減退型內分泌疾病。這是因為內分泌腺由於某種原因遭到破壞，使之無法正常分泌激素。第三種是腺體組織結構異常型內分泌疾病。這類疾病多是因為腺體因為手術等原因受到影響，不能正常分泌激素。而老年人之所以需要注意這種病症，是因為人在上了年紀之後，身體中的各種腺體就會有所退化，使分泌激素的功能有所下降，從而影響身體這台大機器的正常運行。

身體中的內分泌系統到底包括哪些器官呢？人體的主要內分泌腺主要有下視丘、垂體、甲狀腺、甲狀旁腺（副甲狀腺）等。那麼，內分泌腺代謝異常常見的疾病有哪幾種呢？

首先是垂體出現病症。老年人會出現這種病症的主要原因是由於人體在逐漸衰老，逐漸不能承擔身體上的負荷，導致垂體逐漸退化，不能正常分泌身體中需要的各種促激素或是其他激素。

第二種內分泌疾病是甲狀腺類疾病。這類疾病的主要原因是甲狀腺出現病症。而這種病症是分為三大類的，分別是由於

缺碘或是先天性原因造成的甲狀腺不能正常分泌甲狀腺激素，這種病症被我們成為單純性甲狀腺腫。然後是甲狀腺亢進。這種疾病是多種原因導致甲狀腺過於亢奮，分泌的甲狀腺激素增多，造成甲狀腺腫大。最後一種是甲狀腺功能退化。在甲狀腺退化之後，就會出現甲狀腺素分泌不足的症狀。

　　第三種內分泌疾病是腎上腺皮質疾病。這是由於腎上腺素分泌過量造成的一種疾病。而且，這種病不僅對自己的腎上腺有影響，對身體的其他部位也會有影響。

　　那麼，老年人出現內分泌疾病的原因有哪幾種呢？首先是生理方面的原因。老年人隨著年齡的增長，內分泌系統的正常運轉就會受到影響，這是與年齡成正比的。然後是營養物質的原因。因為攝取的營養物質不能支撐身體的正常需求，就會使身體受到影響，首當其衝就是內分泌系統。還有就是環境對身體的影響。生活在環境汙染較重地區的人，內分泌系統疾病的出現頻率會稍微高一點。情緒也是影響內分泌系統的一個重要的因素。情緒起伏較大的人，內分泌系統比較容易受到影響。

　　老年人必須注意自己的身體是否出現一些病症。當感覺自己的身體不是很好的時候，要儘早到醫院進行治療，讓醫生來判斷是否是身體出現了內分泌疾病。醫生能夠斷定是否是內分泌疾病，主要是從患者的一系列反應以及化驗報告來判斷的。當化驗報告中，身體中的某些激素的值比正常情況下要高或是低，再配合患者的日常行為表現，就能夠判斷是否是患上了這

種疾病。有些內分泌疾病也是不能依靠這兩點進行判斷的。這個時候還需要進行 X 射線檢查、放射性核素掃描等科學器械進行幫助，來確診是否是內分泌疾病。

　　老年人患上內分泌疾病是很嚴重的一件事，不要認為只是吃幾粒藥就能夠解決。內分泌發生紊亂，能夠影響到身體中的各個器官，甚至會讓自己的身體一瞬間就垮掉。因此，老年人一定要注意自己的身體，千萬不能「隱瞞戰況」，否則後果嚴重。

神經系統疾病，危害著每一位老年人

　　有些老年人最怕的就是癱瘓類的疾病，這種疾病會使他們認為自己已經是一個拖累。其實，這種疾病就是神經系統疾病中的一類。可見，神經系統疾病是很嚴重的一種病症，需要每一位老年人提高警惕。那麼，什麼是神經系統疾病呢？

　　神經系統疾病指的是人的身體中相關於神經的身體部位出現病症，這些神經包含了運動、反射、意識、感覺等多種神經系統。在這些神經中，中樞神經系統是最重要的一種神經系統。如果人的中樞神經系統出現故障，就會給人的多種生命活動帶來障礙。這個神經多是與精神狀態相關的，如果這個神經系統出現問題，就會造成人的意識混亂，會出現我們在平時所說的「神經病」。在我們的生活中，慢性的神經系統疾病是比較多的，這種疾病往往是由於人在生活和工作上受到了重大的壓

力造成的。在現在，醫學界還沒有能夠完全治療神經系統疾病的方案和藥物。

在現代，雖然對神經系統疾病有所研究，但是並不能確定真正的病因或是能夠確定部分病因，也不能做出完整的治療方案和治療方法和藥物。現在，經過研究發現的導致神經系統疾病的原因主要有以下幾種。

首先是神經系統中的某個部分受到細菌的感染導致的。譬如有些能夠使大腦中的某個部位化膿發炎的細菌 —— 化膿菌，就能使人患上化膿性腦膜炎等病症。有些病毒侵入我們的神經系統就會造成日本腦炎等病症。克沙奇病毒會使我們的身體出現流行性胸痛的病症。這類細菌和病毒數不勝數，所以，老年人更應該注意自己的生活，避免自己的神經系統受到此類病菌和病毒的侵害，造成身體中的部分神經系統癱瘓，影響身體健康。

還有一種原因也會引起神經系統疾病 —— 病毒。在我們的認知中，我們都清楚，重金屬是有毒的，有些重金屬能夠造成我們的神經系統的嚴重傷害。譬如，當老年人的身體出現鉛中毒的時候，就會使身體中的運動神經遭到麻痺，還會有損大腦神經。汞、砷、鉈等重金屬中毒的時候，也會對神經系統有所損害。當然，中毒不僅是重金屬中毒，還有可能是身體中的某些細菌造成身體中毒的現象。有些細菌帶有毒性，侵入人體中之後，就會使神經系統遭到破壞，譬如破傷風毒素可致全身骨

骼肌強直性痙攣。有機磷也是會對神經系統造成傷害的一種有毒物質，應該遠離這些有害物質。

遺傳缺陷也是神經系統疾病中的一種。這種疾病是屬於先天性的，會影響周身的神經系統的正常工作，對身體造成威脅。還有，老年人對營養物質的吸收有障礙也會對神經系統有損害，造成神經系統疾病。在我們的身體中存在免疫系統。有些人的免疫系統有故障，會對自身的神經系統發動攻擊，也會造成神經系統受到損傷。

除了以上介紹的幾種病因以外，代謝紊亂、內分泌紊亂、先天畸形、血液循環出現障礙、身體組織出現異常增生等等都會造成神經系統疾病。因此，老年人為了避免出現神經系統疾病就要好好照看自己的身體，不要使自己的神經系統出現故障。

在進行神經系統疾病確診的時候，都是需要現代的儀器的幫助的。並且，神經系統疾病出現的時候，症狀是比較明顯的，身體上的不適症狀基本上都是立刻就會顯現出來的，因此，在發現老年人出現相關神經系統疾病的時候，一定要及時到醫院進行診治，藥物的治療再配合食療、按摩，盡快抑制住病情，並且逐漸使身體痊癒。千萬不能自說自話吃一些藥物抑制自己身體上的病症，這只會使老年人的身體狀況更加惡化。老年人只有保護好神經系統，才能夠有一個明朗健康的身體。

不要讓婦科疾病影響老年人的健康

　　老年人的身體在逐漸衰敗，有些人就會將自己的目光放在一些老年人患病機率較高的疾病上了，而忽略了老年女性的婦科疾病。其實，老年女性的婦科疾病也是很重要的，需要老年人給予一定的關注。那麼，老年女性會患上的婦科疾病都有哪些呢？老年女性比較容易患上的婦科疾病主要有老年性陰道炎、外陰乾枯症、外陰白斑、生殖器惡性腫瘤這四種。下面，就為大家詳細介紹這四種常見的老年婦科疾病。

　　首先為大家介紹的是老年性陰道炎。這種疾病多是絕經後的老年婦女比較容易患上。當女性上了年紀之後，卵巢的功能就會逐漸降低，雌激素的分泌也會逐漸減少，陰道壁也會萎縮，黏膜變薄。這個時候，陰道附近的細胞中的醣類的含量會減少，酸鹼度也會逐漸偏鹼性。這種身體環境更加適合細菌的滋生和繁殖。在一定的條件下，老年女性的陰道受到細菌的侵襲，就會引起相對的炎症。這個時候，一般在身體上的表現是陰道搔癢，比較難受，而且陰道的分泌物明顯不正常。這類女性在同房的時候，還會感覺到陣痛。同時還會出現頻尿、尿急、尿道痛等泌尿系統類的疾病。這類患者在進行治療的時候，一定要注意自己的個人生活習慣，要經常對自己的私處進行清洗，保證自己的衣物乾淨整潔。除此之外，還要保證自己攝取的營養物質能夠維持自己的身體健康，尤其是維他命 B 群的攝取量一定要注意。如果這種病症已經到了一定的嚴重地

步，一定要聽從醫生的建議，對自己的身體進行治療。

外陰乾估症的主要的表現是外陰皮下脂肪減少，陰蒂縮小，陰毛脫落。在外陰肌肉萎縮的時候，對會陰和肛門也是有影響的，甚至會導致括約肌張力降低。這個時候，老年女性就會有大便失禁的影響，有時候甚至對性生活都會造成影響，性交的時候會伴隨著疼痛。在現代，對這種病症並沒有完整的醫療方案。

然後就是老年女性會比較容易患上外陰白斑。在現代醫學的角度上來講，這種病的主要原因是血管營養失調，並且外陰皮膚和黏膜組織發生色素改變和變性的病變，導致外陰部位出現上皮內瘤。這種病的主要症狀是在外陰部位出現白色角化性物質，並且使外陰部位搔癢難耐。如果到醫院進行診查，還能夠在陰道附近發現一些致病的細菌。這種病症一般會發生在五十歲左右的女性身上。在進行治療的時候，通常會採用藥物治療。當病情發展到一定的程度的時候，醫生會建議病人採取手術治療。

生殖器惡性腫瘤也是老年女性婦科疾病常見的一種。這種病在早期的時候，通常是宮頸癌和子宮癌。隨著病情的發展，逐漸發展成為絕經之後陰道出血的症狀。經過相關部門的調查之後發現，絕經有一年以上時間的老年女性在出現陰道出血的症狀之後，患上生殖器惡性腫瘤的機率在百分之三十左右。在卵巢癌的早期，老年女性只是感覺自己的下體有些不舒適的感

覺，到了中期，再到醫院進行診治，治療的難度就加大了。因此，如果發現自己的身體不舒服，要及時到醫院進行診治。

　　經過上面的敘述，我們都已經了解了老年女性比較容易患上的婦科疾病。因此，老年女性也是一朵嬌弱的花，也是需要用心呵護的！時刻注意自己的身體，就能避免許多不必要的身體健康障礙。

眼睛，是老年人的心窗

　　人到了老年之後，視覺上會發生一些變化。我們都知道，在年輕的時候是近視眼，到了老年，就不會有老花眼的隱患。但是，沒有患過近視眼的人，到了老年時期，就一定要注意老花眼。視覺是人的五感中的一感，如果照顧不好這個感官，會出現很多的不順利。那麼，上了年紀之後，老年人需要注意相關於眼睛的什麼問題呢？

　　眼科疾病老年人是需要注意的。老年人必須注意自己的視力問題。在正常的狀態下的視力是什麼樣子的，如果出現了視力上的不正常現現象，就一定要到醫院進行診治。在老年時期，如果突然出現視力下降、看東西的時候物體的形狀顏色發生改變、眼前時不時就會出現暗斑這幾種現象的時候，就要及時進行治療。如果將這種狀況一拖再拖，很有可能會將自己的眼睛耽誤了，最為嚴重的後果是失明。下面，就為大家介紹幾種老年人常患的眼科疾病。

　　首先是老花眼病。這種病會出現主要是因為在人上了年紀之後，眼睛中的水晶體出現硬化的現象，而使眼睛對光的敏感程度降低，調節的時候不能很順暢，使光線不能準確降落在視網膜上，而是稍微靠後一點，就會使近距離的東西不能在視網膜上完全呈現出來，也就會出現視力下降的錯覺。這種病一般會出現在五十歲左右的老年人身上。

　　想要治療老花眼並不是很困難，調整自己的營養膳食結構是最好最簡單的方法。老年人用眼睛本來就應該省一點，但是，有些老年人過度使用自己的眼睛，才會對自己的身體造成負擔，也就形成了老花眼。這個時候，老年人應該多吃一些有明目作用的食物，也可以適當食用含有維他命 A 族和維他命 B 群比較豐富的食物，對身體是很有好處的。

　　然後就是老年人容易患上的乾眼症。這種眼疾會出現的主要原因是淚腺出現故障，使淚液的含量和品質都有所降低，造成的病症。這類患者的眼睛經常會出現乾澀、非常癢，有時會覺得自己的眼中有一些異物，時常會出現灼痛的感覺，而且容易出現疲倦。這類患者應該及早進行治療。在平時，老年人應該減少吹風並且盡量不要使用空調，讓自己經常行動的地方保持潮溼，並且盡量讓自己的注意力分散一點，不要總是集中在一個地方。如果做了治療之後，仍然感覺自己的眼睛乾澀不舒適，可以考慮使用人工淚液進行治療。

　　老年人的眼睛還會出現一種愛流淚的現象，在平時的時

候，稍微吹一下風可能就會流眼淚。這與老年人的老化有不可分割的關係。老年人老了之後，眼皮就會有所鬆弛，眼部周圍的肌肉也在逐漸退化。而且，有的老年人在之前，眼部就有沙眼、慢性結膜炎、淚道炎症等眼部疾病，也會使淚道出現故障，所以，有些老人在溫室之中就會有無緣無故流眼淚的問題。尤其是在外面的時候，風吹到眼睛，就會使流眼淚的症狀加重。治療這種病症的時候，可以採用針灸、中藥或是熱敷的辦法進行治療，當然，也可以適量使用一點眼藥水，控制住病情的同時，逐漸將這種眼疾改善。

老年人出現白內障的機率也是很高的。這種疾病會出現的主要原因是眼睛中的水晶體出現渾濁，導致自己的視力下降。這種疾病多與老年人的年齡有關。上了年紀的老人身體中的新陳代謝出現異常，水晶體的功能下降，紫外線的傷害，菸酒的損害以及身體上的其他疾病都與這種疾病的發生有所關聯。這種病症目前沒有很有效的治療方法，如果情況實在無法控制的時候，醫生會建議「可植入式隱形眼鏡」這種手術進行治療。

青光眼也是老年人應該注意的一種眼部疾病。這種疾病會出現的主要原因是視神經損害和視野缺損。這也是這種病的主要特徵。這種病發生的時候，會出現眼部劇烈疼痛，並且帶有頭痛的症狀，視力會急劇下降，有的時候會畏懼陽光，經常流眼淚甚至會出現噁心嘔吐的症狀。在老年人的眼睛出現這種症狀的時候，一定要及時到醫院進行診治，否則很有可能會造成

失明的嚴重後果。這種疾病必須到醫院進行治療，使用藥物和手術的雙重方法，將自己的眼睛治療好。

老年人眼部疾病還需要注意黃斑變性眼部疾病。這種疾病通常會出現在生活在比較繁華的地區的老人身上。這種疾病是五十歲以上的老人比較容易患上的一種疾病，具體的病因並不是很清楚。一般情況下是由於老年人的眼睛長時間受到光損傷、遺傳、代謝、營養等因素的影響，導致眼睛中出現黃斑結構，並且眼睛的功能出現障礙。這種疾病在目前只能依靠醫學手段進行治療。如果家屬或是老年人發現老年人的眼睛視覺不正常，要盡快到醫院進行診治。

老年人易患的眼疾還包括飛蚊症。這種老年人在看東西的時候會出現一些黑影，多少和大小都是不一樣的，也沒有固定的形狀，經常會隨著眼球的轉動而轉動。有時候會越仔細看，影像就會越清晰。尤其是在明亮的背景下，這種圖像會更加清楚。但是，如果帶著患者到醫院進行診治，不能檢測出身體器官上出現問題。這就是「飛蚊症」。這種症狀不需要對眼部進行治療，但是需要定期到醫院進行診查。當視覺上出現其他的症狀的時候，更要到醫院進行診治，以防發生眼底出血或視網膜脫離。

這幾種病症都是老年人比較容易患上的眼部疾病。眼睛是心靈的窗戶，老年人一定要注意，保護好自己的眼睛。

腫瘤是個大問題

　　腫瘤的英文名字是 Tumor，這種物質是對身體健康有障礙的一種身體組織。這種物質是身體中的某些細胞因為某些致癌物質的刺激作用，發生了不正常的病變產生的。這種不正常的病變分為良性和惡性兩種病變。

　　其實腫瘤是能夠用我們的肉眼看見的。在顯微鏡下，腫瘤細胞的細胞核與正常細胞的細胞核的形態是不一樣的。尤其是惡性腫瘤，這種細胞是在不斷生長繁殖，逐漸侵占正常細胞的領域，擴大自己的領土。而且，惡性腫瘤的治療是十分困難的。到現在為止，並沒有能夠完全治癒惡性腫瘤的方法。而現在比較先進的醫學方案 ── 化療也只能是將病情控制住。

　　腫瘤在人體中有幾個特點。首先是數目和大小的問題。腫瘤細胞的樹木一般比較多，而且大小不一樣，形狀也多是不規則的。腫瘤細胞的成長與身體部位也是有關的，如果腫瘤細胞長在身體中比較狹小的位置上，會使身體中的腫瘤細胞成長較為緩慢；反之，就會使身體中的腫瘤細胞成長較快。但是，這只是針對於良性腫瘤來說的。惡性腫瘤則是成長迅速，很快就能給身體帶來極大的負擔。

　　腫瘤的第二個特點就是在顏色上。一般情況下的腫瘤顏色與正常的身體組織是不一樣的。除此之外，腫瘤的軟硬程度也是腫瘤的一種特點。一般情況下，身體中的大部分腫瘤組織會比較軟，但是，長在特殊部位上的腫瘤會有硬一點的感覺。

那麼，腫瘤在我們的身體中是如何成長的呢？腫瘤在我們的身體中的生長方式主要有三種，分別是膨脹性生長，外生性生長和浸潤性生長。膨脹性生長是腫瘤細胞最為常見的一種生存方式。這種細胞的成長是相對緩慢的，它並不入侵周圍的組織細胞，和周圍的組織涇渭分明，只是對周圍的組織、器官等形成擠壓，沒有明顯破壞身體的現象。這種腫瘤在經過手術之後，就能痊癒，輕易不會復發。

外生性生長是腫瘤的另一種生存方式。這種腫瘤基本上會出現在身體表面，會在身體表面形成乳頭狀、息肉狀、花椰菜狀的腫物。這種生存方式良性腫瘤和惡性腫瘤都有可能出現。

腫瘤在出現之後，長時間不予理會對身體的傷害是極其深遠的。尤其是惡性腫瘤，在不予理會之後，很有可能會發展成為癌症。到時候再進行處理，就需要花費更大的精力和金錢。

惡性腫瘤最需要注意的一點就是腫瘤的轉移和擴散。惡性腫瘤在身體中是能夠進行轉移和擴散的。它在組織間隙中能夠直接進行擴散，這個時候，就能對身體的組織和細胞進行破壞。有些時候，乳腺癌的癌細胞是能夠擴散到肺部的。惡性腫瘤細胞還能夠進行轉移。譬如，有些腫瘤細胞在原發部位能夠侵入淋巴管、血管甚至是體腔，從而對我們的身體進行破壞。

那麼，在我們的生活中，有哪些原因會製造出腫瘤細胞呢？首先是化學因素。在我們的生活中，含有許多具有毒性的化學物質，這些物質在長時間接觸我們的身體之後，就會對我

們的身體產生影響，就會使我們的身體中的細胞不正常。譬如亞硝胺類化合物、多環芳香類化合物、烴類化合物、苯並芘化合物、烷化劑類化合物、氯乙烯等等都是會使身體產生腫瘤細胞的化合物。而且，有些重金屬也是會對身體產生作用的。

　　然後就是生活中有些對身體有害的輻射也會使身體出現腫瘤細胞。這種輻射中最常見的就是金屬散發出來的熱輻射。長時間接觸這種輻射，就會給身體造成負擔，形成腫瘤細胞。有些在身體中寄存的寄生蟲也是形成腫瘤細胞的關鍵。病毒和細菌也是身體會出現腫瘤細胞的一種原因。

　　為了能夠有品質的生活，老年人一定要注意自己的身體健康。當發現身體中有哪些不適的症狀的時候，一定要到醫院進行診治，並且配合醫生的治療方案，對自己的身體進行診治。除此之外，在生活中還需要注意，一定要遠離這些致癌物質，保護好自己，讓自己的身體更為健康。

第二章　心腦血管疾病的食補方法

冠心病，粥類食品幫大忙

冠心病這種病在我們的生活中很常見，但是，並不是所有人都了解這種疾病。冠心病只是一種簡稱，它的全稱叫做冠狀動脈粥樣硬化性心臟病。在我們的身體中，冠狀動脈的主要職責是為心臟提供需要的營養物質，冠狀動脈發生硬化現象之後，就會使與之相關的血管變得比較狹窄，從而使心臟周圍發生堵塞的現象，心臟就會因為供血不足而產生一系列的病症。

引發冠心病的原因有很多，根據冠心病發生的原因不同，可以將冠心病分為不同的類別，分別是心腎陽虛型冠心病、氣滯血瘀型冠心病、寒凝心脈型冠心病、心脾兩虛型冠心病、心陰不足型冠心病、痰瘀阻絡型冠心病這六種冠心病。這六種冠心病各有不同，下面就為大家介紹一下這幾種不同的冠心病。

心腎陽虛型冠心病的患者經常會感覺到胸口悶悶的，並且氣力上明顯比較虛弱，經常會出現焦慮感，經常有冷汗，手腳比較冰涼，臉色沒有光澤，鼻尖上有涼涼的感覺，唇色偏白，指甲沒有顏色，身體會有浮腫的現象，腰膝酸軟。治療這種病症，最好是首烏煲羊肉。因為何首烏具有補腎益精的功效，羊肉能夠補氣壯陽、康健脾胃。在這份藥膳中放入適量的黑豆，還能夠補腎滋陰、補血明目，是使用食療的方法治療此種冠心

病的良材。

　　氣滯血瘀型冠心病的主要症狀是心口有刺痛的感覺，胸口兩側有脹痛的感覺，而且疼痛的部位很容易區分出來，疼痛的部位不會有變動，而且也不會經常疼痛，多發生在心情不好的時候，有時候夜間也是會發生這樣的疼痛感，在疼痛的時候，有時候也會引發左側肩背處的疼痛。而且，這類患者會經常嘆氣，心情也會時常有起伏，喜歡捶胸，面色不佳，眼睛周圍和舌頭底下會有暗紫色出現，胃口不好，大便也不順暢。這類患者可以適當食用一些木耳桃仁粥，對緩解這類病症有很好的療效。這種粥的主要作用是活血化瘀，通脈養心。

　　寒凝心脈型冠心病會出現經常心胸疼痛的主要症狀，在寒冷的天氣中更為顯著，而且自己能夠感知心跳，比較懼怕寒冷，手腳冰涼，雙腳有浮腫的跡象，小便不正常而且夜尿較多。這類患者最好是食用雍白粥（雍白，蔥的一種。）這種粥具有溫中通陽下氣散結的主要功效，對老年人的身體也有補養的作用。

　　心脾兩虛型冠心病的患者會出現頭昏目眩、胸口憋悶的症狀，在夜間更為嚴重，經常會被憋醒，感覺呼吸不是很順暢，也能夠感知自己的心跳，氣力不足，經常有倦怠的感覺，面色比較黃，有時候是蒼白的，沒有食慾，經常失眠，記憶力也會有所下降。這類患者應該吃一些紅棗桂圓三米粥。為什麼這種粥會有起效呢？紅棗是益氣養腎、補血養顏、補肝降壓的一種

食物，桂圓對身體有滋養的作用，而且對氣血有補益的效果，紫米、糙米、黑米對身體都有滋補健益的作用。因此，這種粥才會對老年人的冠心病有治療的效果。

心陰不足型冠心病的患者會出現頭昏、失眠的症狀，而且這類患者的手心經常是溫熱的，也會經常口舌乾燥，臉上也會經常出現烘熱的感覺，手腳也會發顫，四肢經常麻木無感覺，比較容易煩躁。這類患者可以適當食用玉竹蓮子瘦肉湯。玉竹（中藥材）是滋陰補虛的一種食材，蓮子是健脾益胃、養心安神的一種食物，還能夠清心安神。而豬肉則有潤腸、生津液、補腎氣的主要功效。因此，這種粥對治療老年人的這類冠心病有很好的療效。

痰瘀阻絡型冠心病的患者經常出現心胸疼痛、憋悶，左肩也會有酸痛的感覺，自己能夠感知心跳，經常覺得呼吸不順暢，頭比較重，容易疲倦，陰天下雨的時候或是在午後時間症狀會比較明顯。這類患者可以食用決明子何首烏蓮藕海帶粥。這種粥是活血化瘀、清熱養心的良品，是療治這種老年冠心病的好食物。

經過上述介紹，我們知道了老年人的冠心病的食療方案。但是，冠心病的症狀有輕有重，不可以只是依賴食療進行治療，還要配合醫生進行藥物的治療。只有這樣，才能保證身體健康。

高血壓，蘋果來幫您

在我們平時的生活中，總是能夠提及高血壓這種疾病。而在我們的認知中，老年人患上「三高」是很危險的，而高血壓就是「三高」中的一種，也是老年人常見的一種疾病。高血壓在現代的醫學中很常見，但是，基本上是不能根治的一種疾病。所以，在老年人患上這種疾病之後，必須做好長時間服用藥物的準備。那麼，總是說到高血壓，你了解高血壓這種疾病嗎？

血壓主要是指血液在身體中流動的時候，對血管壁產生的壓力。在我們的身體中，血管分動脈、靜脈和微血管這三種，所以，血壓也分為動脈血壓、靜脈血壓和微血管血壓這三種。而在我們平時講的高血壓主要是動脈血壓比較高的情況。

其實，我們身體中的血壓就是像自來水管中的水壓。在水進入水管中之後，能夠向前流動主要是有水塔提供相對的壓力，才能夠順利向前走。而人體中的血壓是一樣的道理。當人體中的血壓下降的時候，就是血管壁在擴張。當血管壁收縮的時候，血壓就會有相對升高。而在老年人的身體中，會對血壓造成影響的是心臟。當心臟加強收縮的時候，就會使血液的流量增加，從而使血液對血管壁的壓力增加，這個時候的血壓就是「高壓」。而當心臟舒張回血的時候，就會使血管壁受到的壓力降低，這個時候的血壓就是「低壓」。

高血壓這種病在患者身上有什麼規律嗎？是的，這種病有一定的規律。首先，高血壓與年齡是成正比關係的。這種病一

般會出現在老年人的身上，而且女性在更年期之前的發生率比男性要低，而過了更年期之後，就會高於男性患者。高血壓這種病症與地理位置也是有關的。北方人會比南方人更容易患上這種病。在相同的人群中，冬季的患病率明顯比夏季的發生率要高一點。而且患上高血壓的患者的肥胖程度和精神壓力是正相關的關係，而與體力上的工作程度是負相關的關係。而且，高血壓是有一定的遺傳傾向的。這種遺傳在父母與子女之間是最明顯的。

那麼，高血壓對老年人的身體有什麼危害呢？在老年人患上高血壓的早期，並沒有什麼明顯的症狀，也不會有明顯的感覺。在之後，病症稍微明顯之後，患者就會出現頭痛頭暈、睡眠不佳、健忘等症狀，有時候頸後部也會出現不適，也有時會有胸悶、心悸的症狀。這只是症狀較輕的時候出現的，當病症再嚴重一些的時候，或是出現血壓急劇增高的狀況的時候，就會頭痛劇烈，有噁心想吐的症狀，有時候甚至會出現昏厥。但是，這些都只是高血壓。高血壓最危險的並不是本身的疾病，而是會出現併發症。

那麼，高血壓的併發症有哪些呢？隨著病情的發展，高血壓會對身體的幾個主要的器官造成影響。這個時候，在大腦部分可能會出現腦動脈硬化、腦血管意外等疾病。在心臟部分可能會有冠心病等疾病，在腎臟器官可能會有腎動脈硬化的危險。而這些都是高血壓疾病晚期的症狀。因此，在治療高血壓

的時候，最主要的事情是降低心腦血管疾病的發生率，降低人的死亡率。

老年人在進行高血壓的治療的時候，除了依賴藥物進行治療以外，還可以配合蘋果進行治療。治療高血壓是一條漫漫長路，需要長時間的堅持，而吃蘋果是可以長期堅持的一種治療方案。那麼，為什麼蘋果能夠治療高血壓呢？

在蘋果中，含有大量的維他命 C，還含有一定量的果酸，這能夠使身體中多餘的膽固醇順利排出體外，從而有效預防動脈硬化這種疾病。而且，在蘋果中含有的鈉元素比較少，而多是鉀元素，這更加有利於維持血液中血壓的額平衡。最主要的是，蘋果能夠改善血管硬化的狀況，有利於食用過鹹的食物而引起高血壓的患者。在蘋果中，還含有維他命 A 族、維他命 B 群、蘋果酸等物質，對於控制身體中的血壓都有一定的作用，還能夠有效避免心腦血管疾病的發生。因此，蘋果是高血壓患者應該食用的一種水果。

早晨一碗燕麥粥，有效治療高血脂

高血脂是老年人經常會出現的一種疾病。它主要是指血液中的血脂含量過高，危害老年人的健康。這種病本身並沒有太大的危害，但是，它會引發老年人的其他病症，譬如動脈粥樣硬化、冠心病、胰腺炎等病症，這就是個大難題了。

高血脂在醫學界分為兩大類，原發性高血脂和繼發性高血

脂。原發性的高血脂主要是由於基因問題，是屬於遺傳學的研究範圍。在人體中，單基因或者是多基因存在缺陷，使與身體中血脂代謝相關的酶、受體、轉載物質受到影響，造成身體中的血脂的含量過高。有的時候，這種病症與周圍的環境、藥物、飲食等都是有關的。然後就是繼發性高血脂。這種病症的主要原因是由於身體中的代謝發生紊亂造成的。這種病與季節、生活習慣、身體上的其他疾病都是有關的。

高血脂這種疾病在嚴重的時候，會在身體中皮下組織中沉澱下來，形成黃色瘤，或是在血管中積存，引起血管的硬化。但是，這兩種情況都是在身體中緩慢進行的，在身體表面的表現並不是很明顯，因此並不是很容易能夠察覺出來。這種病症通常是需要做一些血液檢查之後才能確定。

在醫學上來講，治療這種疾病的方式是需要進行藥物治療和生活治療相結合。藥物治療是需要一定的藥物進行主要治療，那麼，生活治療主要有什麼呢？

首先，需要控制自己的體重。根據研究顯示，多數含有高血脂的病人的體重都會比正常人的體重要高很多。這是對身體有危害的。身體中的脂肪的分布於血漿中的脂蛋白的水準是密切相關的。當身體中的脂肪數量控制在一定的範圍中的時候，血脂的紊亂程度就會得到控制。

第二點就是需要進行適量的運動和鍛鍊。在進行體育運動的時候，就能夠使心肺功能得到加強，能夠使胰臟受到的壓力

減輕，還能夠控制自己的體重，使血液中的血脂得到降低。但是，在進行體育鍛鍊的時候需要注意幾個方面。在進行鍛鍊的時候，要了解自己能夠承擔的運動量。過量的運動不僅不能夠達到鍛鍊的目的，還會對自己的身體造成危害。而且，運動的時間也要安排好。長時間保持相對的鍛鍊度才能對自己的身體有好處。在運動的時候，也要保護好自己的身體，不要受傷。

　　然後就是戒菸限酒。在菸和酒中，都有增加身體中血脂含量的物質。這對老年人的身體來講，可以說是有害無益。而在患者停止吸菸一年之後，身體中的膽固醇就能夠恢復到正常人的水準上，患上冠心病的危險係數也能夠下降百分之五十，這是多麼有吸引力的一個數字！

　　然後就是在飲食方面需要注意的問題。在平時，患有高血脂的老年人應該減少食用高脂食品，譬如肥肉等。這會增加身體中的血脂含量，不利於身體中血脂水準的恢復。而且，治療高血脂，燕麥粥能夠有明顯的療效。

　　那麼，為什麼燕麥粥能夠治療高血脂呢？這個時候，就需要對燕麥有所了解。燕麥也叫雀麥、野麥。燕麥中的營養物質十分齊全，包括蛋白質、脂肪、維他命 B 群、葉酸等等。燕麥的功效有很多，能夠益肝養胃，養顏護膚，還能夠增強人體的免疫力，對時下的流感有抵抗作用。

　　燕麥還有其他的功能，譬如使身體中的膽固醇降低，而且能夠控制身體中膽固醇的含量。經常食用，可以幫助老年人

預防心腦血管疾病的困擾。老年人的身體大不如從前，除了要預防心腦血管疾病以外，還要擔心糖尿病的困擾。燕麥就能幫助您控制好身體中的血糖。在燕麥中，含有大量的膳食纖維，就能夠幫助老年人的腸胃蠕動，幫助消化吃下去的食物，就能夠使血糖維持在正常的水準，還能幫助老年人擺脫大便乾燥的難題。

而且，燕麥中含有的營養物質十分豐富，幾乎包含了人體需要的所有的微量元素，其中含有的鈣、磷、鐵、鋅幾種微量元素能夠有效預防老年人骨質疏鬆的問題，還能夠促使傷口癒合，防止老年人出現貧血的症狀。

在燕麥中含有大量的燕麥 β- 葡聚醣、膳食纖維等物質，能夠減輕肝臟、胰腺的負擔，有效預防脂肪肝、糖尿病等病症。

經過上面的介紹，我們就知道燕麥對於老年人來講是一種很好的保健食品，對身體健康是十分重要的。因此，老年人適量食用燕麥粥，對身體有益無害。

高纖維食物，可以控制血糖

在我們的生活中總是能夠聽到相關糖尿病的說法。但是，我們真的了解糖尿病嗎？糖尿病在老年人當中是比較常見的，會出現糖尿病，一部分是由於遺傳因素的影響，另一部分因素是由於環境的影響。糖尿病主要是由於身體中的胰島素比較少，或是身體對胰島素的需求突然增大導致的。這些原因會使

身體中的代謝發生紊亂，除了血糖的不平衡之外，還會出現蛋白質、脂肪的代謝受影響的狀況。

老年糖尿病患者會出現醣類代謝發生紊亂的狀況與身體的衰老也有一定的關係。老年人的身體正在逐漸衰敗，胰臟也是在逐漸衰退，分泌功能早就已經退化，不能穩定的控制自己的血糖平衡，會更加容易引發糖尿病。但是，糖尿病在老年人的身體中並沒有太大的反應，但是，後果是很重大的。在糖尿病的後期，會引發心血管疾病，腎臟也會有很大的負擔，有的時候還會危害自己的眼睛。

血糖的主要來源是我們日常的飲食，所以，合理的膳食是對糖尿病人來講是很好的治癒方案。在控制血糖這個環節上，膳食雖然能夠發揮一定的作用，但是並不能從根本上維持血糖的平衡。因此，糖尿病人需要一定的藥物維持自己身體中的血糖平衡。那麼，什麼樣的膳食結構才算是合理的呢？

首先，膳食必須有各式各樣的食物，保證自己的身體能有足夠的營養物質。老年人在飲食中獲得的能量是需要的總能量的百分之五十至百分之六十左右，而且，這部分能量中還包含了不能夠被消化吸收的膳食纖維。除此之外，如果老人攝取的能量超過了這部分營養物質，就會給自己的身體帶來相對的負擔，有損身體健康。

然後就是老年人想要控制住糖尿病的病情，需要嚴格控制住食用的脂肪含量，蛋白質的攝取量也要有所控制。老年人的

生命活動並是很頻繁，不需要很多的能量來維持，因此，像脂肪這類高熱量的東西應該限制一點。而且，脂肪的攝取和利用就會對醣類的代謝產生一定的影響，不利於醣類在身體中平衡狀態的維持。因此，蛋白質、脂質甚至是膽固醇都應該少量攝取，能夠維持身體的正常需要量就可以了。

患有糖尿病的老年人在選擇食物的時候也需要分清楚什麼是主什麼是次。在穀物中含有大量的碳水化合物，所以，對於老年的糖尿病患者來講，多食用一些粗糧對身體會有好處。在粗糧中含有一定量的膳食纖維，能夠促進腸道的蠕動，使腸道分泌消化液，促進對食物的消化吸收，還能夠有效預防老年人便祕的難題。

並且，對於患有糖尿病的老年人來講，少量多餐對身體更有益。患有糖尿病的老人必須保證自己能夠有正常的三餐飲食，有時候還要多加幾頓飯，把自己應該攝取的能量分為幾個階段，這對於維持身體中的血糖平衡是很重要的。這樣的飲食結構，能夠有效降低胰臟的負擔，控制血糖在身體中不會突然升高或是突然降低，有效維持血糖的平衡。

高纖維的食物對控制糖尿病有很好的療效。在五穀雜糧和一些綠色的蔬菜中都含有豐富的膳食纖維。膳食纖維對健康來講是不可或缺的一種物質，尤其是消化系統更是需要這種物質。足量的膳食纖維可以在預防心血管疾病、癌症、糖尿病以及在其他疾病上發揮一定的效力，還能夠使食物中的致癌物質

轉移到排泄系統，從而排出體外。而且，食物中的膳食纖維能夠使消化壁得到清潔，保護好我們的消化系統。膳食纖維能夠以最快的速度使膽固醇排出體外，維持血液中的血糖和膽固醇保持在一定的含量上，不至於使身體中的平衡狀態遭到破壞。

　　因此，膳食纖維含量稍高的食物是老年人維持身體血糖平衡的一種小食譜，經常食用這類食物不僅對消化系統有好處，對身體的其他器官也有好處。

桂圓大棗湯，預防血管性痴呆

　　老年人最害怕的就是痴呆這種疾病。一旦患上這種疾病，就意味著自己已經成為孩子們的負擔。這樣的生活，就是一種折磨。在老年痴呆這些疾病中，有一種叫做血管性痴呆的疾病。你了解這種疾病嗎？下面，就為大家介紹一下這種疾病。

　　血管性痴呆是老年痴呆中的一種，主要是指大腦中出血性哽塞和記憶、認知和行為等腦區的腦血管出現一些不正常，致使老年人出現嚴重認知功能障礙的一種疾病。經過調查發現，老年人患上這種疾病的機率約為百分之一點一至百分之三，這是一個相當可觀的數字。

　　那麼，為什麼老年人比較容易患上這種病症呢？會出現這種症狀與老年人的大腦中缺乏一些氧氣、老年人的年齡、是否吸菸成癮以及家族上的病史、是否患有血管類疾病等等原因都是有關的。就是這些原因湊在一起，造成了老年人的血管性痴

呆的病症。而老年人的血管性痴呆一般會分為兩種，分別是急性血管性痴呆和亞急性血管性痴呆。

急性血管性痴呆會分為四小類，多梗塞性痴呆、關鍵部位梗塞性痴呆、分水嶺梗塞性痴呆、出血性痴呆。這四種痴呆各有不同。

多梗塞性痴呆是一種多發性的腦梗塞類痴呆症候群，也是痴呆中最為常見的一種。這種病經常會多次並且反覆發病，並且在發病的過程中，一次比一次要嚴重，認知中的功能障礙也是一次比一次嚴重，大腦中的血管和皮下組織也會呈現出相對的症狀。

關鍵部位梗塞性痴呆一般是單個腦梗塞的一種老年痴呆類型。這種患者的大腦中出現故障，經常會遺忘一些事情，在視覺上也會出現障礙。隨後，就是失語症的發作，並且伴隨著身體平衡感變差的狀況。時間稍微長一點之後，就會出現痴呆。注意力、行動力、記憶力都會受到相對的影響，語言表達能力受損，認知功能出現障礙，注意力難以集中，甚至會出現精神錯亂、意志力喪失的症狀。

第三種情況就是分水嶺梗塞性痴呆。這類患者是低灌注性血管性痴呆。在身體上的表現是失語症、記憶力衰退、手腳不靈活以及視覺上出現障礙。

出血性痴呆也是急性血管性痴呆的一種類型。這種痴呆多是由於大腦內部出血造成的。這種情況多會出現在五十歲以上

的老年人身上，有些患者也會出現認知障礙。

　　亞急性或慢性血管性痴呆主要包括皮質下動脈硬化性腦病和遺傳性腦動脈病。這兩種疾病都會造成老年痴呆，會影響老年人的智商和日常行為、生活。

　　在對老年血管性痴呆進行檢查的時候，通常是分為神經心理檢查和神經影像學檢查兩種。經過心理醫生的斷定再加上現代科學儀器形成的影像圖，就能夠對血管性痴呆做出判斷。在進行治療的時候，也要根據具體的身體狀況進行治療。

　　有些血管性痴呆的老年患者在有痴呆的病症的同時，身體上可能會伴隨著其他的病症。高血壓、高血脂或是糖尿病，在進行治療的時候都是一種阻礙。桂圓大棗湯對預防老年人血管性痴呆有一定的預防作用。

　　紅棗是一種健脾益胃、補氣養血並且能夠增強免疫力的食物。桂圓是一種性溫味甘，益心脾，補氣血並且有很好的滋養補益作用的食物。這兩種食物對於心脾虛損、氣血不足所致的失眠、健忘、驚悸、眩暈等症狀都有很好的療效。除此之外，還可治療腦力衰退等大腦病症。因此，桂圓大棗湯對於血管性痴呆有很好的療效。老年人適當食用這種食物，對於預防血管性老年痴呆是很有效果的。

預防腦血栓的食療小習慣

　　腦血栓在我們的生活中很是常見。有些老年人對腦血栓這

種疾病的認知很是有限，甚至會認為只需要打七天的點滴就能將這種病治好。其實，這是一種錯誤的認知。腦血栓在我們的生活中是一種很嚴重的疾病，而且多是五十歲以上的老年人比較容易患上這種疾病。這種疾病是由於大腦中的動脈出現硬化和斑塊的現象導致的。在這種情況下，血液中的一些物質在動脈內膜上附著，長時間的累積，就會在大腦中形成血栓。而且，血栓在男性老年人的身上出現的機率，比在女性老年人身上出現的機率要稍微高一點。

那麼，在老年人的身體中，為什麼很容易出現血栓這種現象呢？中老年人在上了年紀之後，大腦中就會出現供血不足的現象，這個時候，大腦中的血管壁就會產生相對的病變。而且，在這些病變中，最為常見的一種是大腦中的動脈發生硬化，管腔中的內膜出現粗糙、管腔變得狹窄等現象。

每個人的身體狀況都是不一樣的。在環境或是其他因素的影響下，身體中的血壓降低、血流緩慢、血液黏稠程度發生改變等原因都會造成凝血因素在身體中發揮效力。這個時候，身體中的血液就會有所凝結，長時間下來，就會在大腦中形成血塊，從而使大腦中的血管發生堵塞，形成腦血栓。

老年人在患上腦血栓之後，身體會有一些麻木的感覺，總是覺得自己的運動受到了限制，說話的時候也不是很清晰，經常會出現頭昏眼花的狀況，看東西的時候也是多為不清晰。這種狀況在睡眠的時候或是在早上起來的時候更為嚴重。更為嚴

重的一些患者甚至會出現意識消失或是有障礙，臉部神經受到
麻痺，眼睛視覺受到影響，是很嚴重的一種現象。有些更為嚴
重的患者甚至會昏迷幾天，大小便也會有失禁的現象。但是，
由於腦血栓發生的位置有所不同，在身體上產生的效果也是明
顯不一樣的。

　　在對腦血栓這種疾病進行檢查的時候，首先要進行腦電圖
的檢測。隨後使用科學儀器對腦血管造影，查看大腦中的現
狀。腦超音波、CT 掃描、血液流動的狀況都是需要做檢查的。
當檢查完大腦的狀況之後，根據醫生的囑咐進行治療。

　　對腦血栓的治療分為兩個時期。

　　首先是治療腦血栓的急性期。這個時期，在用藥方面主要
是將大腦中受到阻礙的部位打通，緩解患者的病情。首先是梗
塞區比較大的患者來講，應該先緩解腦水腫的情況，可以適當
使用脫水劑或是利尿劑。然後就是使用低分子右旋糖酐，使血
液中的黏稠程度得到改善，就能夠使大腦中的血液循環得到改
善，對治療腦血栓是很有效的。除此之外，腦血栓的治療還需
要對患者的血液進行稀釋，將存在於身體中的血栓溶解到血液
中，對血管也要有一定的擴張措施。當然，在治療期間，還需
要對患者的身體進行檢查，查看患者是否還存在其他的疾病，
對腦血栓的治療有阻礙作用。

　　當解決了大腦中的腦血栓之後，患者就逐步進入到恢復期
了。在這段時間中，患者需要對不能進行正常活動身體部位進

行鍛鍊，還需要練習說話。在這段實踐中，除了需要進行藥物治療之外，還需要食物上的幫助。下面，就為大家介紹幾種飲食習慣，能夠有效預防腦血栓這種疾病。

　　首先，就是要限制脂肪攝取量。不光是適當攝取脂肪，膽固醇的攝取量也要有一定的標準，不能超標，否則會給患者的身體帶來極大的負擔。然後是控制自己一天總熱量的吸收。將自己吸收的熱量控制在一個範圍中，就能使自己的內臟減輕負擔，也會降低血液的循環速度，不會給身體帶來影響。適當吸收一些蛋白質，這對於降低血液的黏稠度很有利。

　　為了避免患上腦血栓，老年人還需要限酒戒菸，並且所食用的食物不能過鹹，還需要注意不能食用過於油膩的食物，這些都會對自己的身體血液有所損害，作用於大腦，對腦血栓的形成有間接或直接的作用。

　　老年人上了年紀之後，就要格外注意自己的身體，不可以隨隨便便吃東西，要合理膳食，並且養成一個健康的生活習慣。千萬不要拿自己的健康開玩笑！

第三章　肝膽及胃腸道疾病的食補方法

治療胃炎的幾種食譜

　　胃炎是消化系統疾病中最為常見的一種。老年人會出現胃炎的主要原因是由於身體上出現某些物質引起胃部黏膜發炎。這些物質主要有病毒、細菌等有害身體健康的生物，還包括一些硬質的食物劃傷胃部、有毒物質造成胃部黏膜受損等。

　　在醫學角度上來講，胃炎可以分為急性胃炎和慢性胃炎兩大類。急性胃炎經常是出現突發性的腹部不適甚至是疼痛難忍。而慢性胃炎則是緩慢長時間的胃黏膜受損導致的一種病症。這種病症在發作的時候，也會出現胃部疼痛，但是疼痛基本上是緩慢進行的，並且發作的時間較長。

　　不同種類的胃炎在身體上的表現形式是不一樣的，但也有共同的特點。首先是胃炎的患者都會出現腹痛的症狀。腹痛的部位一般都是上腹的位置，而且腹痛是沒有規律可言的，大部分的疼痛是灼痛、隱痛、脹痛等。有些胃炎患者由於在胃中有尚未消化乾淨的食物，排空受到阻礙，就會經常出現腹脹的感覺。胃炎的患者有時候也會出現噯氣、反覆出血、食慾不振、反酸、噁心、嘔吐、乏力、便祕或腹瀉等狀況，這些都是胃炎患者會出現的正常狀況。

　　在進行治療的時候，胃炎患者需要吃一些能夠緩解身體疼

痛的藥物，還需要吃一些藥物以及保護胃黏膜的藥物。但是，
藥物治療只是能夠治療相對的症狀。胃病不是一朝一夕患上
的，多是由於在生活和飲食上沒有規律造成的，這就要求我們
要有一個良好的生活飲食習慣，不要等胃病已經發生了，再去
想辦法治療。這是很不明智的一種做法。食療也是治療胃病的
一種好方法。

　　治療胃炎，我為大家介紹四種食譜。

　　首先是韭菜汁。這種飲品能夠緩解急性腸胃炎的一系列症
狀。準備好帶有根部的韭菜約三百克左右。然後將整株的韭菜
清洗乾淨，並且搗出汁液。用溫熱的水沖淡之後，一次性全部
喝下去。每天喝三次。堅持一段時間之後，胃炎的症狀就會有
所緩解。

　　柿乾松子茶也是能夠緩解胃炎症狀的一種食譜。準備好柿
乾五片和適量的松子。將柿乾切成小塊狀，並且放置在一個
鍋中。在鍋中加入適量的熱水，讓水稍微沒過柿乾。隨後，用
大火將水煮開，然後將松子放入容器中，並且將火轉為小火慢
燉。這樣煮約十五分鐘左右，飲用湯汁就可以了。

　　但是，在飲用這種湯汁的時候，需要注意的一點是，使用
的柿乾一定要去掉皮。如果連著皮一起吃的話，很有可能造成
消化不良的症狀。所以，最好是將去掉皮之後的柿乾浸泡在水
熱水中，然後飲用湯汁。

　　第三種治療胃炎的食物是糖炸生薑。準備好適量的生薑，

並且將生薑切成薄片狀，帶著汁液放到綿白糖中，在生薑四周都沾有綿白糖之後，將薑片放入用火燒熱的香油中炸。在薑片的顏色變深之後，將薑片撈出來。每次吃兩片，趁熱吃的效果是最好的，每日兩次就好。但是，吃薑的時間要注意，不能選在晚上。晚上吃薑對身體不好。這種食譜能夠有效改善胃部的一系列不適症狀，是一種治療胃炎疾病的好食譜。

第四種食物是長年菜。長年菜是一種很普通的叫法，實際上就是我們平時說的芥菜。這是一種營養價值比較高的蔬菜。這種蔬菜不僅是一種具有辛辣氣味的調味品，還具有一定的藥用價值。它能夠抵抗其他藥物對身體的刺激，還能夠消除身體中的淤血，緩解身體上的疼痛。我們經常食用的榨菜就是使用芥菜的根莖製作的。那麼，芥菜有哪些藥用價值呢？在芥菜的身體內部有一種物質能夠抑制我們身體中大腸桿菌的繁殖，還能夠消滅我們身體中的某些寄生蟲。胃炎會出現的原因，有一部分是由於胃部受到細菌的感染，這就意味著芥菜是治療胃病的一種很有效的蔬菜。

患有胃炎疾病的患者除了食用這幾種食物來緩解胃部不適之外，還需要對自己的生活和飲食習慣進行調節。盡量減少生冷、辛辣的食物，多吃一些比較容易消化並且富有營養物質的食物。對於粗糙的食物也應該盡量少吃，粗糙的食物進入胃部之後，會對胃黏膜有一定的損傷，因此，少吃這類食物也是對胃炎有好處的。照顧好自己的胃，才能夠有更加健康的身體。

消化性潰瘍，用食療治

　　消化性潰瘍也是老年人消化系統疾病中的一種。這種病一般會發生在胃部和十二指腸，是一種慢性潰瘍類疾病，也是很常見的一種消化系統疾病。老年人會患上這種病的原因有很多，但是大部分的原因在於顯酸性的胃液對黏膜的損害。也正是由於這種原因，才會有消化性潰瘍這個名稱。胃液的酸性是很強悍的，這種酸性物質對身體中的各種器官都是一種威脅，但是，沒有這種物質對身體又是一種極大的危害。

　　消化性潰瘍對身體造成的疼痛是有一定的特點的。首先是這種消化性潰瘍在我們的身體中是有自癒功能的。但是，每次癒合之後，時隔不久就會再次復發。所以，身體的上腹位置每次都會出現長時間的疼痛。這種疼痛維持的時間也是長短不一，有些人在六七年就會消失，但是有些人會持續十年甚至是二十年還是會有疼痛感。

　　而且，這種疼痛感有一定的發生週期。這種週期是根據每位病人的身體狀況決定的，尤其是患有十二指腸潰瘍的患者週期更加明顯。一般情況下這種疼痛會維持幾天甚至是幾週，有時候會維持幾個月的時間。在這個週期中，身體的自癒能力就會發揮自己的作用，隨著時間的增長，疼痛就會得以緩解。這種病沒有季節之分，但是在春秋之際發作的比較多。

　　規律性潰瘍疼痛也是消化性潰瘍中一種明顯的特點。這種潰瘍的發生的頻率十分有規律。這種潰瘍的疼痛發作與胃酸是

有一定的關係的。在凌晨三點到早餐之間的這段時間中，胃酸的分泌量是比較低的，所以對腸胃的傷害程度就會相對降低，所以這段時間裡胃痛就會有所緩解。但是，在用餐之後，胃酸就會相對增加，就會加劇胃痛。這種胃痛的頻率很好掌握，因此，想要緩解這種狀況也是有辦法的。

　　疼痛發生的部位也是很明顯的，基本上都在腹部稍微上方一點的位置。這種情況是很正常的，胃和十二指腸的位置比較接近，在疼痛的時候，基本上都是這一小片位置。但是，當身體中有其他的病症的時候，很有可能會影響患者對自己疼痛位置的判斷，這樣的話，也會影響醫生對病症的判斷和治療。而且，胃痛一般都是呈現出鈍痛、灼痛的感覺，如果是長時間持續劇烈疼痛，就必須立刻到醫院進行就診，以免耽誤病情。

　　胃痛的狀況也會受到精神狀態的影響。精神上長時間處於緊張狀態、疲勞過度、飲食沒有規律、氣候、時間都會對老年人的身體有影響，會對胃痛有一定的刺激作用。這個時候，需要老年人對自己的生活進行調整，使用適當的藥物對身體進行調養，來緩解身體上的狀況。

　　消化性潰瘍除了會出現身體某個部位疼痛以外，還有其他的身體現象。譬如唾液分泌增多、燒心、反胃、噯酸、噯氣、噁心、嘔吐等想像，都是可能在身體上出現的。有些老年人患上這種病之後，腸胃功能降低，就會影響食慾，甚至由於害怕飲食之後的疼痛，就對食物產生了畏懼感。這個時期的老年人

比較容易出現身體瘦削、失眠等症狀。

了解了這麼多，那麼，有沒有什麼食物能夠治療消化性潰瘍呢？下面，就為大家介紹幾種治療消化性潰瘍的食物。

首先是圓白菜汁。將圓白菜清洗乾淨之後切成塊狀，然後使用榨汁機榨成汁液，並且在汁液中兌入適量的溫水，再飲用。每天兩次空腹飲用，每次飲用一杯。圓白菜中含有一種物質，能夠啟動腸道和胃部的細胞。長時間飲用這種飲品，就能夠改善身體中的狀況。

三七燉雞蛋也能夠緩解胃部不適。將雞蛋打在一個乾淨的容器中，攪拌均勻之後向其中加入適量的三七粉（三七，中藥材。）隔著水蒸煮，然後在這種食物中加入適量的蜂蜜進行調和。這種食物能夠緩解胃痛的症狀，長時間飲用對身體很有好處。

芡實豬肚湯是一種康健脾胃、補益身體虛損的食物，對消化性潰瘍有治療的作用。將豬肚清理乾淨之後，放在熱水中過一下。將紅棗、蓮子清洗乾淨之後，放在水中浸泡一個小時左右。隨後，將芡實用紗布包裹好，放在豬肚中，並將豬肚、蓮子、紅棗用清水燉煮約兩個小時左右。然後取出來食用即可。

治療消化性潰瘍不能僅僅依賴藥物和食療，在自己的生活中也是需要注意的。老年患者要秉承少量多餐的原則，定時定量進食，並且食物最好是清淡並且有營養的。老年人患上這種疾病的時候，要多吃一些蛋白質比較豐富的食物，因為蛋白質

對胃壁有一定的保護作用。少食辛辣、有刺激性的食物，並且控制自己的食量，盡量降低胃液的分泌。

病毒性肝炎需要注意飲食問題

病毒性肝炎多是由於身體中感染多種肝炎病毒引起肝臟器官發生病變的一種有傳染傾向的疾病。患上這種病症之後，患者會有食物不振、噁心嘔吐、腹部不適、肝部位置有疼痛感、身體乏力等症狀。大部分的患者由於細菌的感染和肝臟發生病變，也會出現發燒的症狀。最初期，肝臟的功能會出現損害。但是，隨著時間的增長和身體狀況的下降，病毒性肝炎會越發嚴重，最後發展成肝硬化，甚至有可能是肝癌。

在醫學界，將病毒性肝炎分為五種，分別是 A 型病毒性肝炎（HAV）、B 型病毒性肝炎（HBV）、C 型病毒性肝炎（HCV）、D 型病毒性肝炎（HDV）、E 型病毒性肝炎（HEV）。在這些病毒性肝炎中，只有 B 型肝炎病毒感染的是 DNA 病毒，其他的病毒性肝炎都是屬於感染的 RNA 病毒。醫學界對病毒性肝炎已經研究了很長時間，有一定的成效。但是，並不是所有種類的肝炎都能夠治癒。所以，為了避免發生意外，針對病毒性肝炎，只能是以預防為主。

首先是針對急性肝炎。這種類型的肝炎是比較容易治療的一種，分為急性黃疸型肝炎和急性無黃疸型肝炎兩種。從發病開始到最後的治癒大約為四個月左右。在急性肝炎的前期，患

者一般都是畏懼寒冷、發燒、身體乏力、食慾不振、噁心、腹部不適、尿液顏色逐漸加深。這段時間一般為一個星期左右。然後就會進入急性肝炎的中期。這段時間裡，患者的發燒症狀會逐漸好轉，身體皮膚的顏色會出現淡黃色，肝臟會有疼痛感，並且有腫大的跡象，有些患者甚至會影響到脾器官。這段時間大約維持二至六週左右。最後就是急性肝炎的恢復時期。這段時間裡，所有的症狀會逐漸消退，肝臟最後也會恢復正常。這段時間基本上需要一兩個月。

而慢性肝炎和急性肝炎最大的區別就是時間。慢性肝炎的發病時間一般都是在六個月以上。在這段時間裡，患者會出現渾身無力、全身不適、沒有食慾、肝臟部位出現些許疼痛、腹脹腹瀉、發燒，而且患者會有面色較差的現象。在經過醫生的診治之後，就會發現肝臟處會有很多問題。患者的肝臟與正常人的肝臟有很大的差別，如果對肝臟部位進行輕輕拍打，會感覺刺痛。

慢性肝炎根據病情的輕重狀態，可以分為輕度慢性肝炎、中度慢性肝炎、重度慢性肝炎三種。這都是與正常狀態下的人體特徵作比較之後進行判斷的。而且，肝炎患者在經過檢查的過程中，需要進行血液化驗，根據化驗結果，也可以對肝炎患者進行區分。

經過上面的敘述，我們了解到病毒性肝炎的基本狀況。那麼，在進行治療的時候就需要注意，肝炎的治療不只是依賴藥

物進行治療，在食物上也是需要注意的。肝炎需要注意蛋白質的攝取量，不能攝取過量，否則會給自己的身體帶來負擔，更是加重肝炎的病情。那麼，適合肝炎患者的飲食有哪幾種呢？

　　患有肝炎的患者在食物上應該葷素搭配，但是蛋白質的含量要嚴格控制，並且在營養物質方面最好是取長補短，這樣才會使患者逐步走向健康。患有肝炎的患者應該減少油膩煎炸食品的食用，肝炎病人多吃油膩煎炸等高脂肪食物，會造成消化功能減弱，會使吸收功能下降，還會使肝功能出現不正常。並且，肝炎患者需要補充大量的維他命，尤其是維他命 C 的含量，必須維持在能夠為肝臟提供的水準上。這樣有利於肝臟的解毒功能。

　　除此之外，肝炎患者還需要注意自己的營養物質的補充，鈣、鐵等微量元素及維他命 B 群、鉀元素都是需要維持在身體的正常水準下的。但是，必須要注意食鹽或是食物的口味問題。患有肝炎的患者不適宜吃一些比較鹹的食物，會給身體帶來負擔。甚至會引起身體的水腫狀況，這是對身體極為不利的狀況。在進行鹽分的攝取過程中，如果覺得自己應該補充一點無機鹽，可以吃一些水果來代替。而且，肝炎患者在飲食的過程中，一定要注意不能吃得過於飽腹，這對肝臟也是不好的，而且少量多餐的飲食規則是對身體最好的。

合理飲食可有效對抗脂肪肝

　　老年人最怕的「三高」是高血壓、高血糖、高血脂。當高血脂的病症達到一定的程度的時候，就會造成脂肪肝的嚴重後果。老年人總是能夠聽到相關脂肪肝的相對訊息，但是，您真的了解脂肪肝嗎？

　　脂肪肝會出現的主要原因是脂肪在肝細胞中堆積，不能轉移出去造成的。脂肪肝在老年人身上的爆發率僅僅低於病毒性肝炎，是在醫學界公認的第二大肝病。脂肪肝嚴重影響著老年人的生命健康，而且，在身體中長時間埋伏著脂肪肝的隱患，很容易出現肝硬化的病症。其實，脂肪肝並不是一種不能根治的一種疾病。在脂肪肝早期就接受治療的老年人，是能夠澈底康復的。

　　脂肪肝根據形成原因和出現的症狀分為以下幾類，下面就為大家進行介紹。

　　首先是肥胖性脂肪肝。這類脂肪肝疾病主要是出現在身體中脂肪堆積比較厚的患者身上，脂肪肝的嚴重程度與身體的肥胖程度也是成正比例的關係。當這類病人控制住身體中的脂肪含量的時候，就能將脂肪肝的病情控制住，甚至能夠治癒。

　　第二類脂肪肝是酒精性脂肪肝。這類患者基本上都有嗜酒的習慣。長時間大量飲酒給患者的肝臟造成了沉重的負擔，使脂肪在肝臟處堆積而難以排出。而且，經過研究發現，長時間大量飲酒的人患上脂肪肝的機率會比正常人高三倍左右。

　　快速減肥性脂肪肝也是脂肪肝中的一種。這類患者是由於想要迅速降低身體中的脂肪含量，使肝臟處的穀胱甘肽（GSH）含量大量消耗，增加了肝臟內的氧化類物質，使肝細胞受到影響，形成了脂肪肝。這類患者就是因為節食造成的嚴重後果。

　　脂肪肝的類型還包括營養不良性脂肪肝。顧名思義，這類脂肪肝會出現在老年人的身上主要是由於營養不良。在老年人進食的時候，所吸收的蛋白質的含量不足，使合成轉載蛋白的功能出現障礙，導致三酸甘油脂不能順利排出身體，就造成了脂肪肝的後果。

　　還有一種脂肪肝是由於糖尿病引起的 —— 糖尿病脂肪肝。這種類型的脂肪肝是由於糖尿病人的身體中胰島素數值和脂肪酸數值比正常人要高一點，身體又出現肥胖，就造成了脂肪肝的現象。

　　這是脂肪肝形成的一些原因和主要的幾種類型。當然，除了這些原因造成脂肪肝以外，有些老年人的身體中有其他疾病，也會影響肝臟細胞的正常功能，對脂肪肝的形成也有一定的促進作用。那麼，老年人的身上出現脂肪肝這種疾病之後，有什麼實際的症狀呢？

　　老年人患上脂肪肝之後，會有諸多的情況。但是，在脂肪肝早期的時候，並沒有在身體上有什麼明顯的特徵，只有到醫院進行常規的體檢才能將疾病檢查出來。然後，稍微嚴重之後，患者就會有疲憊嗜睡的症狀，並且會出現一些與輕度肝炎

類似的症狀。譬如食慾不佳、噁心嘔吐、肝臟部位有些微的疼痛感等等。到了後期，有些脂肪肝患者會出現發燒、肝部出現膨脹等現象。

患上脂肪肝的病人除了上述幾個症狀以外，也會在身體上出現舌炎、四肢麻木等疾病。甚至有些人會出現牙齦出血、消化道出血等等症狀。這些是比較輕微的患者會出現的症狀。而嚴重的脂肪肝患者則是身體上出現浮腫的現象，身體中電解質發生紊亂等等。那麼，在我們的生活中，有什麼食療方案能夠緩解脂肪肝的症狀嗎？

首先為大家介紹的是豆腐燉南瓜。將已經去除皮和籽的南瓜切成小塊狀，將準備好的豆腐也切成小塊狀。在鍋中加入適量的高湯、醬油、紅棗、青豆、南瓜塊等等。首先將湯用大火燒開，然後改為小火逐漸慢燉。直到南瓜完全熟透的時候，再在湯中加入適量的香油和食鹽調節一下湯的味道就可以了。這種食物能夠將身體中多餘的脂肪溶解掉，還能夠降低身體中的血脂，有效預防老年人的脂肪肝。

柴胡白芍藥也是能夠疏肝利溼、健脾和胃的一種食物。將柴胡、白芍藥、紅花置於一百五十毫升的熱水中，燜上五分鐘左右，取出湯汁。用這樣的湯汁沖泡燕麥飲用就可以了。長時間使用這樣的燕麥粥作為早餐，就能夠起到預防脂肪肝的效果。

綠豆薏仁粥也是能夠治療脂肪肝的一種食物。取適量的綠豆、薏仁用清水浸泡一夜。然後將浸泡過的水倒掉，再將綠豆

和薏仁放入鍋中，在鍋中加入適量的清水先用大火燒開，然後轉為小火慢燉。等到粥熟了之後，可以在粥中加入適量的蜂蜜調味。長時間食用這種粥，能夠有效緩解脂肪肝的症狀。

　　患有脂肪肝的老人在生活上是有諸多事情都應該注意的。首先要注意自己的營養物質的攝取一定要保持平衡，但是要控制自己的熱量的攝取，不能攝取過量的熱量，使自己的肝臟的負擔加重。其次，還要注意自己的蛋白質的含量不能攝取過量，否則會給自己的肝臟帶來負擔。除此之外，只需要少吃高熱量的食物，不要暴飲暴食就可以了。

肝硬化，需要注意的飲食事項

　　肝硬化這種疾病是一種由於長時間肝部發生損害而形成的疾病。出現肝硬化的頻率最高的是患上肝炎之後轉為肝硬化的患者。肝硬化產生的原因有很多，根據產生肝硬化的原因不一樣，將肝硬化分為幾種，分別是病毒性肝炎肝硬化、酒精性肝硬化、代謝症候群肝硬化、原發性膽汁性肝硬化、肝靜脈回流受阻性肝硬化、自身免疫性肝硬化、毒物和藥物性肝硬化、營養不良性肝硬化、隱源性肝硬化等。

　　會出現肝硬化的現象，主要有老年人的身體中原本就存在其他的疾病，使疾病得以發展之後患上肝硬化，或是由於酗酒，產生酒精中毒之後患上的肝硬化，還有營養物質的吸收不足，使肝細胞發生病變，或是環境汙染導致肝細胞受損，造成

肝硬化。有時候循環障礙、代謝障礙、膽汁淤積都是會造成肝硬化的。但是，患上肝硬化的原因並不是僅僅只有這幾種，有些時候身體出現肝硬化的原因是不明確的。

那麼，老年人在患上肝硬化之後會有那些現狀呢？老年人患上肝硬化之後，全身乏力，身體會急劇消瘦下來，臉色晦暗，尿量會逐漸減少，四肢也會出現浮腫的現象。由於肝部出現了故障，消化系統也會受到相對的影響。腸胃功能會有所下降，食慾不振是經常出現的現象，隨後就是腸胃功能紊亂帶來的營養物質的吸收障礙，也會出現腹瀉腹脹的狀況。出現肝硬化的患者也會有少量的出血症狀。譬如牙齦出血、流鼻血，也有可能會出現貧血的症狀。

除了以上的症狀之外，老年人在患上肝硬化之後，也會對內分泌系統產生一定的影響。會使自己的身體出現一些內分泌系統失調的症狀。而且，這類患者會有相對的低蛋白血症、門脈高壓等疾病。這些都是老年人在患上肝硬化之後出現的症狀。

那麼，肝硬化應該如何進行治療呢？目前，肝硬化在現代醫學領域中仍然是一個難題，不能進行治癒，只能在早期的時候進行對病情的控制，不能根除。於是，如何進行肝硬化的預防就是一個必須知道的要點。

預防肝硬化主要是從幾個方面進行的。首先，要有一個良好的生活習慣，不能酗酒，也不可以嗜菸如命，這都是對肝臟的損害。在平時，要進行適當的身體鍛鍊，並且避免各種有毒

物質對自己的身體的損害。除了這些，就是需要老年人攝取足夠的營養物質，保證自己的身體能夠進行正常的生命活動，並且不會給自己的身體帶來負擔。

首先，患有肝硬化的老年人要攝取適量的蛋白質。這樣有利於肝細胞的恢復。其實，患有肝硬化的老年人的身體內部與正常人並沒有太大的區別，所以，應該保證自己的營養物質的平衡。而且，當身體中吸收了足夠的蛋白質之後，就能夠保持身體中氮元素的平衡，不會使肝細胞再分解身體中的某些物質，為自己的身體提供足量的蛋白質。

除此之外，患有肝硬化的老年人可以適量食用一點含糖量稍微高一些的食物。身體中大部分的熱量的來源是醣類，當我們的身體中的醣類的供應量能夠維持身體中的正常需求，就不會使肝臟分解蛋白質來提供身體中的能量，這樣，就能夠緩解肝臟的負擔。也不會使肝細胞化解身體毒素的功能下降，是一種比較有效的減輕肝臟負擔的方法。

然後就是患有肝硬化的老年人應該減少脂肪的攝取量。正常人在進行脂肪的攝取的時候就應該注意，脂肪攝取過多會造成身體肥胖的後果。身體過於肥胖，會導致很多不必要的麻煩。這個時候，患有脂肪肝的老年人更需要注意不能攝取過量的脂肪。脂肪在肝臟中堆積就會使身體的肝細胞再生受到影響，更加不利於肝臟的恢復。因此，肝臟不好的人應該減少脂肪的攝取。

　　患有肝硬化的人還應該少吃比較鹹的食物，保證自己的維他命攝取量能夠維持在正常的範圍，能夠幫助自己的肝臟細胞得到恢復。這些，就是能夠使肝硬化這樣的病情得到緩解的飲食方面需要注意的事項。

補充蛋白質，治療膽囊炎

　　膽囊炎也是老年人經常患上的一種疾病。經過醫學界的多年研究，這種病大體可以分為兩類；急性膽囊炎和慢性膽囊炎。老年人在發生膽囊炎的時候，通常會由微痛感覺到絞痛。這是因為，在發生膽囊炎的時候，經常會有某些細菌或是一些結石塊滯留在膽囊中，導致膽囊有劇烈疼痛的現象。急性膽囊炎的發作是比較迅速的，而且十分疼痛。慢性膽囊炎的發作較慢，疼痛的劇烈程度也是隨著時間的增長而加大的。膽囊炎的症狀與膽結石相似，疼痛的時候也會有蔓延的狀況，有時候肩胛骨處也會有疼痛感。

　　會出現膽囊炎的原因有很多。譬如食用的食物多油膩，細菌的感染，身體上的其他病症，膽結石等等都會使膽囊的健康程度受到影響，從而產生炎症。在進行治療的時候，也是分為幾種狀況的。首先，要注意自己的膽囊炎是否是由於細菌引起的。如果是因為細菌的感染造成的，那就需要進行防範，注意自己的飲食衛生，並且防止膽囊中存在寄生蟲。自己的生活也要有規律，要定時起床，不熬夜，讓自己的身體冷暖適宜，起

居有度。

　　除此之外，在老年人進行膽囊炎的治療的時候，要保持自己有一個好心情。一個好心情，就能使自己的內分泌系統保持在舒暢的節奏上，對身體也是有好處的。此外，這類患者在睡覺的時候最好是保持左側臥位的姿勢，這種姿勢有利於膽汁排出膽囊。患者還要注意自己的大便問題，保證自己的大便順暢。

　　如果患者的膽囊炎是由於結石的原因造成的，那麼，患者可以考慮先將自己的結石治療好，然後再進行膽囊炎的處理。除此之外，患者還需要注意自己的飲食，不可以大魚大肉攝取過多的脂肪和蛋白質，這樣不利於病情的控制。患者應該選擇一些脂肪含量比較低的食物，這樣有利於膽汁的排出和減少膽汁的分泌量，有助於緩解膽囊炎的症狀。

　　膽囊炎並不是一種不可控治癒的疾病。但是，在發現老年人有些不對勁的時候，要及時將老年人送到醫院進行診治。在治療的過程中，老年人不僅能夠使用藥物對膽囊炎加以控制並且逐漸治癒，還能夠依賴食療的方法進行膽囊炎的病情改善。那麼，有哪些食療能夠改善膽囊炎的病情呢？

　　首先為大家介紹的是地瓜糙米粥。這種粥主要是將地瓜清洗乾淨之後切成塊狀，然後再在粥中加入適量的糙米，先用大火熬煮，隨後轉成小火繼續煮就可以了。等到粥熟了之後，如果覺得粥的味道稍微淡了一點的話，可以在粥中加入適量的白糖對粥的味道進行調整。

　　然後是雙豆蘆根粥。將紅豆、綠豆、鮮蘆根放在一起加入適量的清水進行燉煮，熬熟之後喝粥就可以了。但是，這種粥因為食用了綠豆，而且綠豆是一種寒性的食物，所有不適宜長時間食用。

　　紫蘇菊花粥對膽囊炎也有緩解的效果。首先將糙米淘洗乾淨之後，放入鍋中，加入適量的清水進行燉煮。當粥有七八分熟的時候，再在粥中放入適量的紫蘇和菊花，將粥熬熟之後食用就可以了。

　　以上介紹的幾種粥對膽囊炎患者都是有好處的。在膳食方面，患上膽囊炎的患者應該食用一些蛋白質、維他命、膳食纖維等物質比較豐富的食物，而且烹飪方法最好是選擇煮、炒等，忌用油煎油炸。這類患者應該少吃脂肪含量比較高的食物，膽固醇的攝取量也應該有所控制。而且，辛辣食物、菸酒都應該有所控制。只有這樣，才能對身體有好處。

腸炎患者，應吃些清淡的食物

　　老年人會患上腸炎這種疾病，主要是因為細菌、病毒、真菌和寄生蟲等微小的生物在腸道等處滯留，致使腸道發炎的症狀。當老年人的身體出現腸炎的時候，通常會有腹痛、腹瀉或是便血的症狀。根據患病時間的長短，醫學家將腸炎分為急性腸炎和慢性腸炎兩種類型。急性腸炎的患病週期比較短，但是慢性腸炎的患病週期就相對較長，並且在患病期間可能會有桿

菌性痢疾、血吸蟲病和限局性腸炎（迴腸終末炎）等疾病產生。

　　根據腸炎的患病原因不同，腸炎還有其他的分類。這個時候，就將腸炎分為病毒性腸炎、細菌性腸炎、真菌性腸炎、寄生蟲性腸炎、飲食導致的腸炎、抗他命導致的腸炎這六種腸炎。而這六種腸炎，就代表了會使老年人患上腸炎的六個原因。

　　那麼，醫生是如何對患上腸炎的老年人進行病情的診斷的呢？除了依靠經驗之外，還需要現代的科學技術幫忙。消化道鋇劑 X 光攝影、內視鏡檢查就是醫生需要幫助的兩種高科技。但是，在進行檢查的時候，往往不會對急性腸炎進行檢查。因為這兩種檢查如果用在急性腸炎的患者身上，可能會引起病情加重的狀況。因此，醫生想要確診腸炎的疾病或是原因，需要依賴實驗室的幫助，對血液進行檢測。只有這樣，才能夠準確無誤對腸炎進行確診。

　　有些老年人在患上腸炎的時候並沒有認真對待，認為這種病吃幾粒藥就能夠治好。實際上，這是一種錯誤的想法。腸炎如果沒有經過很好的治療，也是會出現併發症的。但是，腸炎導致的併發症會有所不同。這是因為會在身體上出現腸炎的原因各有不同，那麼，引發的併發症也就是各不相同。腸炎更為嚴重之後，引發的併發症主要有出血、穿孔、中毒性腸擴張、息肉增生或癌變等病症。

　　腸炎患病原因不一樣，就導致在治療的時候也是要根據各種不同的原因對腸炎進行治療。首先要做的是找到病原體。有

些致使老年人患上腸炎的病原體不需要我們出手，身體中的自癒功能就能使這種情況得到改善，到最後治癒老年人的身體。但是，並不是所有的情況都是如此。因此，有些時候還需要進行藥物的幫助。然後就是根據腸炎患者的具體情況，具體進行治療。有些患者在患上腸炎之後，會出現嚴重的腹瀉和嘔吐症狀，這個時候，就需要為患者補充足夠的水分。避免身體中出現電解質紊亂的症狀。除此之外，還要盡量避免腸道進行蠕動，讓患者的腸道「休息休息」。

治療腸炎是必須的，但預防腸炎是最重要的。所以，老年人需要加強自己的身體鍛鍊，讓自己生龍活虎。不要進食不健康的食品，遠離已經腐壞的食物，切忌生冷的食物，養成飯前飯後都要洗手的良好習慣。並且，一定要注意自己的食品衛生，不能讓已經受到細菌「汙染」的食物接近自己。

老人在患上腸胃炎之後，採用食療的方法也是有效的。荷香豬肚湯就能夠起到一定的療效。除此之外，還有一些對腸炎有緩解作用的食物也可以適量食用。譬如大麥、優酪乳、蘋果、番茄、橘皮等食物，對腸炎都是有一定的緩解作用的。

患有腸炎的患者一定要注意，在飲食方面應該以清淡的食物為主。這樣的食物能夠對人體的內分泌系統進行調節，也不會使自己的腸胃有什麼負擔，甚至有一定的治療效果。因此，患有腸胃炎的患者不宜吃葷腥的食物，最好是吃一些清淡的食物比較好。

睡前一杯蜂蜜水，有效治療便祕

　　便祕是在我們的日常生活中比較常見的一種疾病。很多人都認為這種疾病根本就不需要治療，自己緩解一段時間多喝一點水就好了。這是一種錯誤的認知。便祕也是一種病，必須治療。尤其是老年人，更需要治療。老年人上了年紀之後，身體中的各個器官的功能就會逐漸減弱，腸胃的消化功能也是處於逐漸衰退的狀態。這樣，吃下去的東西消化有障礙，就會造成便祕。

　　其實，老年人會出現便祕不一定只是消化的問題。在腸道中出現腫瘤、癌症或是炎症的情況下，腸道比較細的位置就會發生堵塞，也會產生便祕的現象。直腸、肛門等位置出現病症，便祕也是一種常見的表現。當內分泌系統出現故障的時候，譬如甲狀腺疾病、糖尿病等病症的時候，便祕也是有可能出現的一種現象。如果老年人身上原本就存在一些疾病，處於只能依賴藥物進行長時間的調理的狀態下，某些藥物也會造成便祕的身體疾病。這些都是身體器官發生病變引起的便祕。

　　除了身體器官發生病變引起的便祕以外，身體器官功能出現故障也是其中的一個重要的原因。譬如，進食的植物纖維比較少，身體中的水分不足，引起結腸的運動比較少。或是在生活和工作中的壓力較大，精神狀態受到影響等等原因，都會引起便祕的症狀。

　　其實，在我們的日常生活中，不只有老年人比較容易患上

這種疾病，便祕在年輕族群中的發生率就有百分之二十七之多，而大部分人都是會在家中進行自我治療，很少有人到醫院進行就診。那麼，便祕的患者會有那些症狀呢？

患有便祕的人通常會大便困難，有時候大便的次數也會比正常人要少很多。排便的時候會出現大便不順暢、乾結的症狀。而且，少數患者會出現失眠、煩躁、憂鬱、焦慮等多種負面的情緒。就是因為便祕的現象在生活中很是常見，所以大部分人都認為這種病會不藥而癒。便祕是身體中出現其他病症的一種「警報」，會出現便祕的症狀，身體中通常會出現貧血等多種疾病。

在現代醫學領域中，對便祕的治療也有很明確的幾個步驟和方法。根據患者便祕的嚴重程度來看，主要是生活治療、藥物治療、生物回饋訓練和手術治療這幾種治療方案。在這些治療方案中，藥物治療是最常見的一種。這些藥物主要包括容積性瀉劑、潤滑性瀉劑、鹽類瀉劑、滲透性瀉劑、刺激性瀉劑、促動力劑等藥劑。但是，便祕這種病症還是預防比較好。

想要預防便祕這種事情，其實也是有辦法的。首先，在吃飯的時候，要盡量多吃一點粗糧，這樣能夠使腸胃的運動更加活躍。盡量養成一個了良好的生活習慣，不要讓排便的時間和規律受到影響。還要注意自己的身體健康，一定要讓自己有一定的運動時間，腹肌的鍛鍊是很利於保持腸胃健康的。這樣的運動對從事腦力工作的人更為重要。

　　除了這些之外，睡前一杯蜂蜜水對緩解便祕是很重要的。蜂蜜具有潤腸通便的作用。長時間飲用，就能夠改善身體中便祕的問題。蜂蜜具有開胃潤腸的主要作用，還能夠加快腸胃的蠕動，是一種能夠治療便祕的食物。除了蜂蜜之外，涼拌蒟蒻絲、決明蓯蓉粥、玉米鬚茶對於治療便祕都有一定的效果。

第四章　支氣管炎及肺部疾病的食補方法

紅糖薑湯水，讓老人遠離感冒

感冒在我們的生活中是很常見的。老年人由於身體的狀態處於逐漸下降的狀態下，感冒這種疾病更是不可避免的一件事。感冒可以根據病因和病變範圍的不一樣，有不同的區別和類型。下面，就為大家介紹一下這些感冒。

首先是普通感冒。這種小感冒通常被我們稱為「傷風」。這種感冒通常是由於沒有太大破壞性的病毒引起的。這種病發病時期比較短，也是比較好治療的一種疾病。這種病在身體中一般會潛伏一至三天左右，會出現流鼻涕、打噴嚏等簡單的病症。稍微嚴重一點的時候，也會出現咳嗽、咽乾、咽癢或發燒。在進行治療之後，經常會是流鼻涕這種病症是最後消失的。如果病情不是很嚴重，通常會一週左右就會痊癒。

然後是急性感冒。這種感冒一般是急性病毒性咽炎或喉炎。急性病毒性咽炎是因為身體中感染多種病毒，造成的交叉感染。主要的症狀是咽喉部位出現癢痛，有時候也能夠感覺到有灼熱的感覺。比較少見咳嗽，身體上有乏力的感覺，還會出現發燒的症狀。而急性病毒性喉炎是由於多種細菌造成鼻喉部

位出現感染造成的。這種症狀多為聲音嘶啞，講話的時候比較困難，咳嗽的時候伴隨著咽喉部位的疼痛。而且身體上會出現發燒、咳嗽、咽喉腫痛的狀況。

過敏性鼻炎和這幾種感冒的類型是比較相似的，很容易使人弄混。那麼，要怎樣區分急性感冒和過敏性鼻炎呢？首先是發病的速度是不一樣的，而且過敏性鼻炎的患者會出現鼻腔發癢、噴嚏頻繁的現象。而且過敏性鼻炎多是由於過敏才會出現。如果患者遠離過敏源，就會使身體上這種狀況減輕，這樣的話，就不會給身體帶來負擔。這也是這兩種病症最大的區別。

那麼，流行性感冒有什麼主要的特點呢？流行性感冒多是與傳染是有關的。這種病流傳的範圍是比較大的，通常會出現發病較快、全身狀況很重、發燒、全身酸痛甚至伴有腹痛腹瀉的症狀。流行性感冒的患者在咽喉部位的症狀是比較輕的，主要是傳染的範圍比較大。

對於感冒，無論是哪一種，都是需要及時進行治療的，否則，很容易轉變為其他的疾病。到時候再想要進行根治，可能就會有很大的麻煩。那麼，對於感冒這種老年人比較常見的疾病，需要進行怎麼樣的治療呢？

首先要從生活習慣開始說。患有感冒的老年人一定要注意自己的休息，而且要限制自己的菸酒，多喝一點白開水，保證自己的室內的溫度保持在一定的範圍內。除此之外，還需要進行藥物的治療。如果老年人出現發燒的現象，就要服用退燒

藥，維持身體的正常溫度。如果是病毒性的感冒，就要吃特定的藥物進行殺菌滅毒，將身體環境保護好。除此之外，老年人還需要注意自己的身體免疫力，防止身體中的免疫系統罷工。更要注意自己的身體環境，保證能夠為身體的新陳代謝維持一個正常的環境。

老年人的身體是很脆弱的，應該防範感冒這種病症。這個時候，紅糖薑湯水就會很有效。紅糖薑湯水有潤喉止咳、消寒去暑的主要功效，有利於老年人的身體健康。除了這種湯水對老年人的身體很有效之外，還有幾種食物對老年人的感冒也有治癒效果的食物。

番茄玉米湯就是這樣的一種食物。將番茄清洗乾淨之後，用熱水燙一下之後去掉外皮，然後切成丁狀。隨後，在鍋中加入適量的奶油高湯並且用大火煮沸，隨後在湯中放入準備好的番茄塊、玉米粒、鹽、胡椒粉等食材。待到湯熟了之後，就能夠盛出來食用了。

薑蒜檸檬蜜酒也是能夠治療感冒的一種食物。將大蒜蒸五分鐘之後取出來切成片狀，並且將準備好的檸檬切成片狀，將生薑切成片狀。然後將這三種食材浸泡在適量的蜂蜜中，兌入酒之後密封三個月置於陰涼之處。隨後，過濾一下，除去裡面的固體物質，飲用這種酒就能夠治療感冒的症狀。每天飲用這樣的酒三十毫升左右，不可以過量飲用。

最後一種對治療感冒很有效的食物就是當歸生薑羊肉湯。

將羊肉切成片狀之後用熱水燙一下，撈起來之後清洗乾淨。將生薑除去表皮之後切成片狀。將羊肉、生薑、當歸一起放入鍋中，加入適量的水，先用大火煮沸，之後轉成小火燉煮，等到羊肉熟了之後，加入適量的鹽調節口味就可以了。這種湯水對感冒也是有預防治癒的效果的。

補充維他命，治療支氣管炎

在我們的生活中，維他命是到了哪裡都能夠聽見的詞彙。老年人的身體是越來越差，患上支氣管炎的機率就會不斷增加。這個時候，就是需要注意的時候了。那麼，什麼是支氣管炎呢？

支氣管炎主要是指氣管、支氣管本身或是附近發生炎症的現象。老年人會患上支氣管炎這種疾病與自己的身體免疫力有關，還和環境有關。老年人會患上這種疾病的主要原因是支氣管附近被病毒、細菌等有破壞性的生物入侵，造成支氣管被感染，產生了炎症。當患者生活的環境中粉塵、纖毛等小顆粒汙染物比較多或是老年人生活的環境溫度急劇下降的情況下，都會造成支氣管受到感染產生炎症的後果。支氣管炎在分類部分上主要分為兩類，分別是急性支氣管炎和慢性支氣管炎。

急性支氣管炎的表現形式和慢性支氣管炎的症狀是有所不同的。這種急性支氣管炎的患者的症狀通常會是流鼻涕、咽喉痛、聲音嘶啞等等。在身上體現出來的症狀比較輕，但是會出

現身體乏力、低燒等症狀。在生病時間不長的狀況下，患者可能會出現一些吐痰的反應，到了稍微重一些的時候，就會出現噁心想吐的症狀，有的時候甚至會出現腹部肌肉痙攣的症狀。

但是，慢性支氣管炎的症狀和表現與急性的支氣管炎是不一樣的。慢性支氣管炎發病的時間也是比較長的，基本上是在慢性咳嗽、吐痰約三個月之後被確診為慢性支氣管炎。但是，慢性支氣管炎的症狀與環境是有關的。咳嗽這種症狀在慢性支氣管炎的患者身上經常會有反覆發作的症狀，基本上都是在春秋時期發病，在夏季的時候咳嗽會比較少。慢性支氣管炎的患者一般是早上剛剛起床之後的痰含量比較多，在咳嗽的時候會伴隨著氣喘的症狀，甚至還會出現反覆感染的症狀。

在進行治療的時候，需要注意的事項有以下：

首先需要注意的是老年人的保暖問題。患者會出現支氣管炎的一部分原因是由於自己的身體受寒，是身體中的免疫系統遭到破壞造成的。當身體環境受到改變，能夠緩解這種狀況的時候，就會使身體機能迅速恢復，有利於支氣管炎患者的痊癒。

其次，要使用一定的藥物進行治療，改善身體中的環境，使之有抵抗身體內部炎症的效果。在進行支氣管炎的治療過程中，還需要了解一下如何避免支氣管炎這種疾病。畢竟，老年人的身體與年輕人的身體不同，在遭受到破壞之後，可能需要很長時間，才能夠恢復原本的健康狀態。

想要避免支氣管炎這種狀況，首先要戒菸限酒，如果感覺

自己的身體中有痰的存在，一定要及時將痰排出身體。還需要保持自己的生活環境中的衛生乾淨整潔，避免灰塵對自己的健康的影響。還要有一定的體育鍛鍊，加強自己的身體素養。並且注意天氣和季節，不要讓自己著了涼。

治療支氣管炎的時候，維他命的補充是十分重要的。那麼，有哪些食物既能夠補充維他命，又能夠治療支氣管炎呢？下面，就為大家介紹幾種食物。

首先是芥菜糙米粥。將芥菜切碎之後，和糙米放在一起熬煮，煮熟之後食用就可以了。這種粥有利於急性支氣管炎所引起的咳嗽有痰的症狀。

除了芥菜糙米粥之外，香油醋雞蛋也有治療支氣管炎的效果。將雞蛋放在香油中炸熟，之後，在加入適量的醋煮一下。早晨和晚上各吃一個。長時間食用，就能夠改善咳嗽的症狀。

糙米百合粥也能夠治療支氣管炎。將清理乾淨的糙米和百合放在鍋中一起燉煮。當成為粥狀並且已經熟了之後，盛出來食用就可以了。這種粥有利於解決支氣管炎引起的咳嗽症狀。

對於治療支氣管炎的飲食方案這方面，還是應該從生活小處進行著手。

首先應該及時補充身體中缺少的蛋白質，盡量多吃一點動物肝臟和魚類、雞蛋等蛋白質含量比較高的食物。

其次，蔬菜水果也應該盡量食用，攝取一定含量的維他命，尤其是維他命 A 和維他命 C 的含量。這兩種維他命能夠保

護我們的呼吸道黏膜，有效治療支氣管炎。而且，在烹飪的方法上也應該盡量選擇一些清淡的烹飪方式，這樣能夠減少對支氣管的刺激作用。老年人患上支氣管炎之後，可一定要注意自己的生活習慣，要對自己的身體負責任。

支氣管氣喘，可吃新鮮蔬菜

　　支氣管氣喘是老年人比較容易患上的一種疾病。會患上這種疾病的主要原因是多種細胞和細胞中的成分參與了氣道慢性炎症引起的。這種慢性炎症會產生強烈反應，通常會出現一些可逆性氣流受限的狀況。這樣就會引起氣喘、氣急、胸悶、咳嗽等狀況反覆發生。對於這種症狀，有些患者借助藥物會有逐漸好轉的趨勢，但是，有些患者只能依賴藥物將這種情況控制在一定的範圍內，不能根除。那麼，會患上支氣管氣喘這種疾病的主要原因有哪些呢？

　　其實，老年人會患上支氣管氣喘這種疾病，不僅有外界環境的作用，有些時候，遺傳因素也是會發生這種病症的一個原因。首先為大家介紹的是遺傳因素對支氣管氣喘的影響。經過科學家的研究發現，會使老年人出現支氣管氣喘的遺傳因素是存在於染色體上的，但是具體的關係還沒有確定清楚。

　　然後就是環境因素導致的支氣管氣喘。會出現支氣管氣喘的一個因素是環境中存在變應原。塵蟎是最常見的變應原，也是誘發支氣管氣喘的一個重要因素。在周圍環境適宜蟎蟲生存

的狀態下，就會使這種生物大量繁殖。而不能適宜這種蟎蟲的人，就會出現支氣管氣喘的症狀。在自己的生活環境中存在大量的粉塵，空氣汙染比較嚴重的地區，都會使老年人患上支氣管氣喘的疾病。

除了以上幾種原因會導致支氣管氣喘之外，老年人服用的某些藥物或是食用的食品中的某些食品添加劑也會導致老年人出現支氣管氣喘的疾病。尤其是某些老年人會對魚蝦等海產品過敏，過敏的症狀有時候就是支氣管氣喘，嚴重的時候甚至會出現死亡。

在進行支氣管氣喘的治療的時候也是有需要注意的事項的。首先需要注意的是這種病症主要是要保護我們的肺能夠維持在正常的狀態下並且能夠進行正常的工作，要盡量避免身體上出現對藥物的不良反應，還要堅持長時間的治療方案。無論支氣管氣喘的嚴重程度是在什麼等級上，都是需要一定的藥物進行治療的。只是，藥物的使用種類和等級是需要注意的。在剛剛開始治療的時候，主要使用的藥物基本上是一些控制藥物，隨後就會進入到使用緩解藥物的階段。當支氣管氣喘這種病症得到緩解之後，就需要根據支氣管氣喘嚴重程度的不同，使用不同的藥物進行後期的治療。

患上支氣管氣喘之後，新鮮的蔬菜能夠有效緩解這些症狀。下面，就為大家介紹一下能夠緩解支氣管氣喘的食物有哪些。

　　首先是乾絲瓜葉蜂蜜茶。將乾絲瓜葉碾碎之後，用開水沖泡一下，然後在水中加入適量的蜂蜜，就可以了。需要每天兩次飲用這種茶，長時間服用對支氣管氣喘有治療的效果。

　　還有一種湯水對治療支氣管氣喘也是有效果的，即白蘿蔔米醋飲。將白蘿蔔切成片狀，隨後在其中加入適量的米醋浸泡幾個小時。然後將所有的材料一起放在鍋中，用大火煮熟之後食用就可以了。這種食物能夠有效止咳化痰，對於治療氣喘很有效果。

　　芡實核桃糙米粥對於治療支氣管氣喘也是很有效的。將芡實、核桃仁碾碎之後，和已經去核的紅棗一起放在盛有糙米的砂鍋中，加入適量的清水之後一起燉煮，直到粥熟了為止。這種粥早晚服用，對身體是很有益處的，而且對支氣管氣喘更是有好處。

　　枸杞子海蜇荸薺煲也是能夠治療支氣管氣喘的。將海蜇皮放在清水中浸泡五個小時，然後用清水清洗乾淨。將白果的肉取出來，枸杞子清洗乾淨之後浸泡十分鐘左右。隨後，將所有的食材一起放進鍋中，煲約三十分鐘之後，加入適量的鹽調味，再煮十分鐘熟了之後就可以食用了。這種湯對治療支氣管氣喘很有效。

　　對於患有支氣管氣喘的老年人來講，飲食上尤為應該注意。飲食最好是以清淡為主，不要過飽、過鹹、過甜，生冷的食物也應該盡量避免。而且應該保證自己需要的營養物質能夠

維持在一定的攝取量，尤其是一些對身體有益的能夠治療支氣
管氣喘的抗氧化物質。但是，患有支氣管氣喘的老年人應該注
意，盡量減少甚至不要食用豆製品。對於蛋白質的攝取，應該
盡量攝取植物蛋白質，減少攝取異性蛋白質的攝取。異性蛋白
質對支氣管氣喘的發生甚至有促進的作用。因此，老年人一定
要注意自己的飲食問題，千萬不要拿自己的身體開玩笑。

維他命 C，可防止上呼吸道感染

　　上呼吸道感染其實是感冒中的一種。主要是指鼻腔、咽喉
部位發生炎症，導致身體上出現不適症狀。上呼吸道感染這種
疾病在老年人身上是極為常見的一種病症。老年人身體健康早
就大不如從前，因此，像呼吸道這樣比較脆弱的身體部位極為
容易受到外來細菌的侵襲而發生病變。廣義上的上呼吸道感染
並不是僅僅指咽、喉、鼻等部位的炎症，而是指一組疾病。這
組疾病主要包括普通的感冒、咽炎、鼻炎、扁桃腺炎等等。而
狹義上的上呼吸道感染指的就是普通的感冒。

　　有幾種比較特殊的病症，在發病是會出現上呼吸道感染，
下面就為大家一一介紹。首先是麻疹這種病症。患者出現這種
病症的時候，一般在發病之後兩至三天在上頜第二磨牙部位的
口腔黏膜上會出現灰白色小斑點。同時還會出現上呼吸道感染。

　　病毒性出血熱。這種病有一定的地區性，主要的傳染源是
老鼠。在發病的時候會有頭痛、腰痛、眼眶疼痛的主要症狀。

同時，還伴隨著發燒、出血、腎臟損傷的主要特徵。這個時候，患者的上呼吸道也會有發炎的症狀，主要是鼻、咽部位比較明顯。

流行性腦膜炎患者也是會出現上呼吸道感染的。除了這幾種病症之外，脊髓灰質炎、傷寒、斑疹傷寒都會有上呼吸道發炎的症狀。對於比較常見的上呼吸道發炎的症狀，需要怎樣進行治療呢？

對於這種上呼吸道發炎的患者，一定要有適當的休息時間，要多喝水，不要飲酒吸菸，並且要保證自己停留的空間中的空氣的流通性。與此同時，還需要對自己的身體進行解熱鎮痛的處理。這種狀態下的病人可以適量使用一些藥物進行處理。除此之外，還需要對自己鼻塞、鼻黏膜充血這幾種病症進行處理。如果患者有咳嗽的症狀，還需要吃一些止咳的藥物，保證自己的咽喉、肺部的健康狀況。這只是簡單的治療，而且是針對大多數的支氣管發炎的患者進行制定的方案。實際上，還有一種治療支氣管炎症的方法，就是根據病因的不同進行治療。

首先是由於上呼吸道感染細菌導致的發炎。這類患者應該選擇一些抗菌藥物進行治療。然後是由於身體中感染了病毒導致的上呼吸道感染。這類患者需要進行抗病毒治療。在目前，並沒有能夠有效抵抗消滅病毒的藥物，而濫用藥物會出現流感病毒的耐藥性，這樣會對身體健康更加不利。因此，這類

患者最好是依賴自己身體中的免疫系統進行自癒。這樣會對身體更好。

上呼吸道發炎只是依賴於治療是不正確的一種做法。最好還是應該盡量避免身體得到上呼吸道感染這種疾病。首先要做的就是盡量遠離病原體。其次，就是要盡量照顧好自己的身體，要避免自己的身體受寒受冷，不要使自己的身體過度勞累，避免自己與重感冒的患者有近距離接觸，對自己的口鼻要有一定的防護措施，避免自己經常並且長時間逗留在人群密集的公共場所。除此之外，還需要注意自己的運動時間。適量的運動能為自己提供一個健康的體魄。如果自己的身體健康素養的確很差，不妨試試接種疫苗。這種方法能夠有效降低老年人得到上呼吸道感染的病症。

除了這些，在食療方面，也是能夠治療上呼吸道感染這種疾病的。這就是依賴於食物中含量頗為豐富的維他命 C。維他命 C 能夠參與身體中的多種生命活動，對治療上呼吸道感染是極其有效。那麼，維他命 C 有哪些作用呢？

首先，維他命 C 能夠促進膠原的合成，能夠促進神經傳遞物的合成，對類固醇羥化的作用有促進的效果，還能夠加速有機物或毒物解毒的效果。除此之外，維他命 C 的抗氧化作用也是很明顯的。在身體中的抗體的形成過程中，維他命 C 有促進的作用。還能夠幫助身體對鐵元素的吸收，保證身體中巰基酶的活性。這些都是維他命 C 的重要作用。

正是因為維他命 C 的這些作用，才能夠對上呼吸道感染有治療的效果。有上呼吸道感染的患者，不妨多吃一些維他命 C 含量比較高的食物，如番茄、蘋果、橘子、橘子、柚子、杏桃、山楂、櫻桃、奇異果、草莓、胡蘿蔔、葡萄、棗子等，會對自己的病症有明顯的緩解治療效果。

肺炎，吃些魚蝦有幫助

肺炎在老年人群體中的發生率也是比較高的。這種病在春秋兩季的發生率比較高。這種病主要是指由於外來細菌的感染，使終末氣道、肺泡和肺間質之中出現炎症的狀況。這種病症主要是由於細菌、真菌、病毒、寄生蟲等有感染性的生物導致的。除此之外，外界環境的汙染、放射性物質等等都是引起肺炎的多種誘因。老年人在患上肺炎之後，會出現發燒、咳嗽、咽喉處有痰的狀況。稍微嚴重一點的患者在吐痰的時候會吐出血絲，而且在呼吸的過程中會伴隨著胸痛、呼吸困難的狀況。

肺炎按照病人的發病時間和治癒的時間的長短可以分為急性肺炎、嚴重特殊傳染性肺炎、慢性肺炎這三種。那麼，患上肺炎的患者有什麼表現嗎？患上肺炎的患者會出現不定時打冷顫，還會出現發燒的症狀，有時候也會出現頭疼、全身酸軟乏力等現象。在肺炎患者身上，還會出現咳嗽、吐痰的狀況。有的時候，肺炎患者吐出的痰甚至會帶有些許的血絲。除了這些

症狀之外，肺炎患者還會出現胸痛的症狀。有時候胸部疼痛會
異常劇烈，甚至有些時候會隨著咳嗽而越加劇烈。在沒有經過
正式診斷的時候，有的醫生會有誤診，將肺炎的這種症狀認為
是腸梗阻。肺炎患者有的時候也會出現噁心、嘔吐、腹脹或腹
瀉等胃腸道症狀，更為嚴重的時候會出現昏迷等現象。

　　肺炎並不是一種簡單的病症，在進行治療的時候，也是需
要注意一些事項。首先，患者需要做的是保證自己的身體有
一定的休息時間，並且需要大量飲水，將自己身體中的痰液清
除出身體。但是，在治療的過程中，最重要的一個環節就是抗
感染的環節。一般情況下，患者會患上肺炎這種疾病都是與細
菌和病毒分不開的，這樣的話，就需要對感染源進行處理。根
據現代醫學的某些檢查，就能夠了解到感染病源的病原體，就
能夠根據病原體判斷應該使用什麼樣的藥物才能夠使身體恢
復健康。

　　但是，老年人的身體並不是像年輕人這樣強壯。在進行藥
物進行治療的時候，最好是食用一些有利於補充身體中營養物
質的食物。這會有利於老年人打好自己的身體健康基礎，有利
於身體健康。

　　患有肺炎的老年人可以適量吃一點魚蝦之類的海鮮，這樣
能夠有效緩解肺炎帶給身體的負擔。除此之外，還有幾種食物
能夠有效緩解身體上的這些症狀。下面，就為大家介紹。

　　首先是銀耳枇杷湯。將新鮮的枇杷去掉外皮和裡面的籽，

然後清洗乾淨之後切成片狀。隨後，將用溫水浸泡約三十分鐘的銀耳清洗乾淨之後，瀝乾備用。在一個乾淨的碗中放入適量的清水，然後將銀耳放在碗中，將碗放在蒸籠中，蒸到銀耳有些黏稠的感覺為止。然後在鍋中放入適量的清水，將銀耳和枇杷放入鍋中，先用大火煮沸，後轉成小火熬煮。等到熟了的時候，可以放入適量的白糖進行味道的調節。這種食物對於肺炎有一定的治療作用。

然後是金銀花蜂蜜茶也能夠治療肺炎。將適量的金銀花和清水放在一起熬煮，熬煮一段時間之後，等到湯水冷卻下來之後，加入適量的蜂蜜調味就可以了。這種湯水能夠有效緩解肺炎帶來的一系列症狀。

除此之外，川貝粉蜂蜜飲也能夠起到治療的效果。將蜂蜜和川貝粉放在杯中調好之後，在杯中沖入熱水化開就可以了。這種湯水每日兩次就能夠對肺炎有治療的效果。而且，這種湯水有止咳化痰、潤腸通便的明顯效果，是治療肺炎的一款比較好的湯水。

除此之外，老年人患上肺炎之後還需要注意自己的日常飲食習慣。每天的飲食最好是以少量多餐為主要的原則，多進食比較容易消化的食物。飲食的時候，最好是以水果、蔬菜、豆製品為主要的食物。對於主食，最好是選用比較容易進食的流質食物。老年人患上肺炎之後，如果出現有痰、發燒的情況的時候，在飲食方面應該注意不要吃一些油膩的食物。

氣胸，注意自己的飲食

　　氣胸這種病在我們的生活中並不是很常見，卻是我們生命的一大威脅因素。氣胸主要是由於氣體進入人的胸腔之中，造成胸腔之中積留氣體的狀況。會出現這種狀況的主要原因是由於肺部出現疾病，導致肺部組織或是表面的黏膜出現破損，使氣管、支氣管、肺部的氣體流散到胸腔之中。這種情況在肺氣腫、肺結核等患者身上也是比較常見的一種疾病。但是，這種病在肺部疾病中是比較嚴重的一種，如果治療不及時，很有可能會威脅到患者的生命，如果治療及時，則可以治癒。

　　那麼，會出現氣胸的主要原因是什麼呢？會出現氣胸症狀，主要是由於突然之間劇烈運動，咳嗽，使用比較重的力量向上舉重物，或是在大便的時候用力過大、身體受到鈍器的傷害等等。在對這類患者進行人工呼吸的時候，也是要注意氣壓的。如果氣壓過高，也是會造成氣胸的後果的。氣胸主要分為以下幾種，包括原發性氣胸、繼發性氣胸、特殊類型的氣胸。這幾種氣胸都有不同的表現。

　　首先是原發性氣胸。這種氣胸在患者進行 X 光檢查的時候也是不容易發現的。這種氣胸的類型常見與身形偏瘦的人群。然後是繼發性氣胸。這種氣胸經常會發生在肺部或是肺部周圍患有某些疾病的人身上。還有一種氣胸是特殊類型的氣胸。這種氣胸主要是發生在女性身上。在月經期間反覆出現氣胸，在妊娠期出現氣胸是女性常見的兩種氣胸。還有一種是老年人

自發性氣胸。在六十歲以上的老年人自發性出現氣胸。這種氣胸在男女之間的比例是正常的。而且，發生率處於增高的趨勢上。最後一種氣胸是創傷性氣胸。這種氣胸的患者由於受到外部損傷，導致肺部出現故障，引發的氣胸。

那麼，氣胸在發病的時候有哪些主要的體現呢？氣胸患者的症狀與是否是突發性氣胸也是相關的。這種氣胸的患者會突然感覺自己的胸部出現疼痛感，隨後會有胸悶、呼吸困難的感覺。有些患者也會出現咳嗽的症狀。這種患者大多數會由於氣胸量比較大，使肺部受到干擾，會出現呼吸急促的症狀。如果不及時救治，很有可能會出現死亡的狀況。

張力性氣胸的患者精神壓力比較大，經常處於高度緊張、煩躁不安的情緒中，會時常感覺到窒息、氣息急促、脈搏細弱並且很快。在平時，會有血壓低、皮膚上黏著冷汗的狀況。更為嚴重的狀況下，會出現意識不清、昏迷的症狀。這種情況下，必須進行及時搶救。如果搶救不及時，很有可能會出現死亡。

有些時候，氣胸的症狀與氣喘是很相似的。在進行氣喘的治療之後，發現病情並沒有好轉，就要考慮是否是氣胸的症狀。在進行氣胸患者的治療的時候，患者必須臥床休息，盡量少說話，使自己的肺活量降低，保持身體處於有利於氣體吸收的狀態下。然後，再進行有效的排氣療法。這種方法在一般情況下，通常是使用手術的方法進行。由於自發性的氣胸復發的

情況是比較常見的，所以，大多數會使用肋膜黏連術來制止這種情況。

　　氣胸患者的飲食方案也是十分重要的一項內容。最好是吃一些食物纖維比較高的食物。這樣就能夠減輕身體的負擔。適合氣胸患者食用的食物主要有桃仁紅花羹、鮮橙汁、苡米粥、五汁飲等。氣胸患者應該多吃水果（蘋果，梨等）、蔬菜（青菜、胡蘿蔔等），保證自己的身體中的營養物質能夠供應身體生命活動的需要。只有這樣，才能夠使身體恢復健康的狀況。

第五章　腎和前列腺等疾病的食補方法

急進性腎小球腎炎，控制鹽量很重要

急進性腎小球腎炎主要是由於某種原因引起腎小球發炎的一種疾病。患者在患上這種病症之後，發病時間會比較短，隨後就會出現血尿、蛋白尿、水腫和高血壓等現象。會患上這種疾病，主要是由於身體受到細菌、病毒或是寄生蟲的感染，致使腎小球產生炎症。

腎小球腎炎在老年男性中的發生率是很可觀的。這種病的潛伏期是很短的，基本上在患病之後的三週左右就會有一些症狀顯現。這種病發病是比較迅速的，病情的輕重也是不一樣的，較輕的患者只是尿液常規指數這一項內容是不正常的。但是，重症患者幾乎可以是腎衰竭的症狀。這種病在治療之後是能夠痊癒的。

那麼，患上腎小球腎炎的患者有哪些症狀呢？首先是血尿和蛋白尿。由於患者的腎臟出現問題，就會導致腎器官對蛋白質的吸收受到影響，進而會出現血尿、蛋白尿的現象。這種現象有些是能夠根據肉眼看到的，有些需要對尿液進行檢測之後才能夠發現。患者也會出現身體水腫的現象。這種水腫在患病初期就能夠看出來。最明顯的是早上剛剛起床的時候出現的眼瞼水腫，還有少數的患者會出現全身水腫。

　　除了以上的幾種現象之外，腎小球腎炎的患者還會出現高血壓的狀況。這是由於腎臟在出現故障之後，排尿的功能就會受到影響，這樣就會使尿液在身體中停留，造成血壓上升。當尿液排放正常之後，血壓也會隨之恢復正常。但是，如果高血壓的症狀極為嚴重，很有可能會波及大腦。除此之外，還有可能會出現充血性心力衰竭、免疫學檢查異常等現象。

　　在醫學領域中，腎炎是分為很多種的。那麼，如何判斷病人患有的是腎小球腎炎，而不是其他的疾病呢？這就是依賴於上面介紹的患者的症狀，以及科學儀器對身體的各個部位的檢查。當發現患者患上的疾病的確是腎小球腎炎的時候，就要及時到醫院進行救治，不要耽誤了病情。那麼，腎小球腎炎的救治要分為哪幾個步驟呢？

　　這種病的治癒方案分為急性和慢性兩種。如果是急進性腎小球腎炎的話，就要及時進行血液的透析，然後再吃一些藥物，等待著身體的自然恢復。在恢復的過程中，也是需要臥床的，等到肉眼中看不到尿液中的血絲、身體上的水腫狀況消失的時候就可以了。等到腎臟恢復正常之後，就不需要再限制自己攝取的蛋白質的含量了，但是，有腎衰竭的現象的患者應該限制自己的飲水量。

　　除此之外，如果腎小球腎炎的引發與某些細菌、病毒、寄生蟲有關的話，就要遠離汙染源。在發生腎小球腎炎的時候，如果引發了身體上的其他病症，就要針對這幾種病症進行治

療，不能放任其生長。那麼，在飲食上應該有哪些注意事項呢？吃哪些東西會有利於病情的控制呢？

　　腎小球腎炎的患者應該控制鹽分的攝取量。因為腎小球的重吸收功能受到影響，使血管中的滲透壓已經處於不平衡的狀態下，如果攝取過量的鹽分，就會增加腎小球的負擔，不利於控制病情。那麼，患有腎小球腎炎的患者應該吃什麼東西呢？

　　首先為大家介紹的是雞肉西瓜盅。首先準備一個小西瓜，並且將小西瓜清洗乾淨。切開頂端三分之一處，將紅色的瓜瓤挖出來，將熱狗切成丁狀，將熟雞肉切成丁狀，並且放進小西瓜中。隨後，再將貯備好的蓮子、薏仁、核桃、冰糖等放入西瓜中，加入少量的清水之後，蓋上西瓜蓋，放在鍋中蒸約一個小時就可以了。這種食物對腎小球腎炎的患者是很有效的。

　　向日葵煮雞蛋也是對腎小球腎炎有作用的一種食物。將一個向日葵花托和七個雞蛋一起放在清水中熬煮，等到雞蛋熟了之後就可以了。每次用紅糖水為引，每天食用一次，第一天吃一個，之後的兩天到四天吃兩個。堅持吃一段時間之後，就會對腎小球腎炎有緩解效果。

預防腎結石，補鈣很重要

　　我的一位親戚在不久之前患上了腎結石這種疾病，不得已之下，只能去醫院做碎石治療，前一陣子剛剛痊癒。但是，他每天都在擔心，這種病要是復發了可怎麼辦？他聽說，有位

鄰居老爺爺就是才治好沒幾年，就又查出來有了新的結石。於是，他就打電話問我，看看我是不是有什麼好的方法來預防腎結石。

我告訴我的這位親戚，這個難題已經留下很多年了，一直就沒有解決過。對於腎結石的治療，並沒有那麼困難，只是它的復發率比較高，澈底根治也是沒有那麼簡單而已。據統計，男性患者腎結石的復發率是百分之八十左右，女性患者的腎結石復發率在百分之六十左右。復發的時間基本上都是在九年到十年左右。

當然，即使腎結石的復發率很高，但是預防的方法還是有的，這就是 —— 補鈣。大多數人可能會想，腎結石就是身體中存在鈣質物的結塊，再進行補鈣，不會在身體中生成更多的結石嗎？這種方法真的可以預防腎結石嗎？

其實，這種想法是不正確的，是沒有科學依據的。如果人體中的含鈣量不足，腎結石會更容易復發。在美國，有兩個城市的水中含有的鈣含量是明顯不同的。於是，研究人員就做了一個統計，來比較這兩個城市的人腎結石的發生率。結果顯示，水中含鈣量比較高的城市腎結石的發生率比水中含鈣量低的城市發生率要低很多。並且，還有調查結果顯示，經常進食一些優酪乳、起司、牛奶、雞蛋等含鈣量比較高的食物，腎結石的發生率會比不喜歡吃這類食物的人群的發生率要低很多。

後來，我就告訴我的親戚，多吃一些含鈣量比較高的食

物，譬如菠菜、木耳、蝦蟹、雞蛋、牛奶等等含鈣量比較高的食物，來預防腎結石的復發。當然，如果身體上沒有什麼特殊的疾病，最好是吃一些鈣片來保持自己的身體對於鈣質的吸收。

那麼，為什麼補鈣能夠預防腎結石呢？你知道有百分之七十到百分之八十的腎結石患者是由於草酸鈣才患有腎結石的嗎？腎結石是由於身體中的草酸鈣和磷酸鈣融合在一起才形成的。磷酸鈣在我們的身體中是極其常見的，所以要預防腎結石，我們就要從草酸鈣著手。

只有身體中吸收了大量的草酸，才可以在身體中形成草酸鈣。所以，預防腎結石，實際上並不是看鈣吸收的多少，而是草酸的含量一定要稍微低一點。而補鈣，恰恰好就是達到了這個目的。我們身體中的鈣大多數時候是可以把草酸阻擋在身體之外的，還有些時候可以幫助身體把草酸排出體外。當我們身體中的鈣的含量不足的時候，就會使腸道把草酸吸收進我們的身體，才形成了構成了腎結石的危險。

其實，含鈣量高的松子毛豆炒香干丁就能夠解決問題。準備松子兩百克、香干四片、毛豆五十克、薑末適量、枸杞子十克、精鹽、糖、味精、麻油、高湯適量。將松子放入鍋裡炒香。然後將毛豆用開水燙熟並用清水洗淨，瀝乾。隨後把香干切成丁狀，胡蘿蔔切成碎末，枸杞子沖洗乾淨。最後把油倒入鍋，油熱後把薑末入鍋，炒出香味後，再倒入香干丁、枸杞子調味，炒一段時間後，把毛豆倒入鍋中，拌炒均勻，放入調料

和適量高湯。收湯後，灑上松子拌勻，出鍋。再加入少許麻油即可。

患上腎結石並不是很可怕，只要治療澈底並且在食療上下功夫，就能夠遠離腎結石這種疾病。

腎病症候群，冬瓜可緩解

腎病症候群的英文簡稱是 NS，老年人會患上這種疾病的原因有很多。由於這些原因，會導致腎小球的表層通透性增加，就會出現腎病症候群。這個時候，患者就會出現蛋白尿、血蛋白比較低、身體出現大面積水腫、高血脂等諸多病症，也就是腎病症候群。

腎病症候群被分為原發性、繼發性和遺傳性三大類，我們主要介紹的是原發性的腎病症候群。這種原發性腎病症候群與腎小球的病變是息息相關的。患上這種疾病之後，患者會出現的最大的特徵有蛋白尿、血液中蛋白質含量較低、水腫程度比較嚴重以及高血脂的症狀。下面就為大家具體介紹這幾種症狀。

首先是尿液中的蛋白質的含量增高。由於腎臟出現問題，致使腎臟對蛋白質的重吸收作用出現障礙，才會使大量的蛋白質流失到尿液中，出現蛋白尿。而在血液中的蛋白質的含量降低，是因為大量的蛋白質在尿液中流失，使肝臟中白蛋白的合成力量增加，腎小管的分解作用加強，這樣，就會造成血液中的蛋白質含量降低的症狀。除了血液中的蛋白質的含量降低之

外，身體中與蛋白質相關的一些抗體、介質等物質也會有相對的降低症狀。

　　然後就是出現腎臟症候群的患者會有相對的水腫狀況。蛋白質在血液中的含量降低，就會使血管內部的滲透壓降低，使水分經過血管進入到內部組織間隙，就會在身體表面形成水腫的現象。除此之外，腎病症候群的患者還會出現高血脂症。在現代醫學的領域中，對患有腎病症候群的患者為什麼會出現高血脂症的原因還是處於正在研究的階段。

　　對於患有腎病症候群的患者的治療也是應該注意的。患者應該注意自己的休息，在自己身體上出現的水腫消失之後可以起床活動一下，但是不能過量。在飲食方面也是需要注意的，要能夠維持自己的正常生命活動，保證自己能夠攝取一定量的熱量，但是，蛋白質的攝取量一定要有所控制。蛋白質的含量過高，會增加腎臟的負擔，對於治療腎病症候群是沒有好處的。除此之外，在飲食上應該吃一些清淡的食物，不能攝取過量的鹽分，還應該減少進食動物性的油脂，多吃一點植物性的油脂和可溶性纖維。這都是能夠減輕腎臟負擔的飲食方案。

　　除此之外，還需要注意使用的藥物。這些藥物需要按照醫生的囑咐進行使用。如果身體上的水腫十分明顯，可以問一下醫生能不能使用一些利尿的藥物進行治療。在進行治療的時候一定要注意蛋白質的攝取量，如果蛋白質的攝取過量，很有可能會使治療的效果更差。那麼，在飲食上到底應該如何做呢？

　　首先，冬瓜腰片湯對腎病症候群的患者來講就是一款比較好的食物。將用料洗淨，冬瓜削皮去瓤，切成塊狀，香菇去蒂。豬腰對切兩半，除去白色部分，再切成片，洗淨後用熱水燙過。雞湯倒入鍋中加熱，先放薑蔥，再放薏米、黃芪和冬瓜，以中火煮四十分鐘，再放入豬腰、香菇和山藥，煮熟後慢火再煮片刻，調味即可。這種湯水能夠補腎強腰，利溼降壓。適用於溼熱內眍之腎病症候群、腎小球腎炎等患者食用。對腰膝酸軟、下肢水腫、高血壓、眩暈耳鳴等病症也有緩解作用。

　　黃芪杏仁鯉魚湯也是能夠緩解腎病症候群的食物。除此之外，鯽魚冬瓜湯、薏仁綠豆粥、烏鯉魚湯、黃芪山藥粥、黃芪燉母雞、烏魚等食物對腎病症候群都有一定的治療效果。但是，需要注意的是，患有這種疾病的患者一定要注意自己的營養物質的攝取量的問題，不能過量攝取蛋白質，也不能刻意降低身體中蛋白質的含量，這兩種做法對身體都是不利的。一定要按照醫生的囑咐進行治療，盡快使自己的身體健康得到恢復。

車前草，治療泌尿系統感染

　　泌尿系統感染的另一個名字是尿路感染，這種病在老年人身上也是經常發生的。會患上這種疾病的主要原因是由於生活習慣，或是某些環境因素使細菌等有感染性的生物依附在尿道附近，使尿路感染，引發炎症。泌尿系統感染根據不同的原因可以有不同的分類。而且泌尿系統感染多數會發生在女性身

上。女性比較容易患上這種疾病的時期是性生活比較頻繁的時期和絕經之後的女性。

　　下面，就為大家介紹幾種比較常見的泌尿系統感染類的疾病。首先為大家介紹的是急性膀胱炎。這種病在女性患者身上比較常見，尤其是性生活比較活躍的女性身上更為容易患上這種疾病。這類患者在對膀胱進行刺激之後會出現頻尿、尿急、尿道痛的症狀，有時候還會感覺自己的尿道有灼痛的感覺。更為嚴重的患者會出現失禁的症狀。有些患者的尿液也是不正常的。

　　第二種泌尿系統感染就是急性腎炎。這類患者會出現血尿，腰間也會出現酸痛的感覺，頻尿、尿急的症狀也會出現。而且，患者在某個時期還會出現發燒、頭疼、噁心、嘔吐等症狀。如果到醫院進行檢查，還能夠發現身體中白細胞的含量增高，血液中甚至會有血沉加快的現象。

　　無症狀菌尿症（泌尿道感染）也是泌尿系統感染中的一種類型。這種病在老年女性和正處於妊娠期的女性身上比較常見，是一種不容易發現的尿路感染症狀。複雜性尿路感染也是需要注意的一種泌尿系統感染。這種病症的發生經常會伴隨著其他的病症，比如腎衰竭、糖尿病等等。對這種泌尿系統感染的治療，應該要非常小心。

　　在進行泌尿系統感染治療的時候，根據患有泌尿系統感染的原因不同，患者依照身體狀況使用適當的藥物進行治療。還

需要注意生活的問題。泌尿系統感染會出現在患者的身上，與患者的不健康生活習慣也是有不可靠脫離的關係的。首先，患者應該注意自己的私處衛生問題。如廁後一定要注意清洗，自己的貼身衣物更要及時更換。除此之外，還要注意自己的作息時間問題，不能經常長時間熬夜。注意自己的健康飲食生活，不能養成酗酒抽菸的習慣，這也會給自己的身體造成負擔。下面，就為大家介紹一下，患有泌尿系統感染的人群應該食用的食物。

在《草性論》中曾有記載，車前草「治尿血，能補五臟，明目，利小晒乾的車前草便，通五淋」。在《本草逢原》也有記載，車前草「若虛滑精氣不固者禁用」。車前草是一種味甘性寒的藥材，主要的功效是治療淋病、尿血、小便不通、黃疸、水腫、熱痢、泄瀉、目赤腫痛、喉痛等等病症。對泌尿系統疾病有很好的療效。

車前草能夠治療泌尿系統感染，不僅僅依賴它消炎止痛的功效，車前草更是一種能夠利尿排毒的藥物。在中醫界一致認為，用車前草泡茶飲用，可以降低身體中尿酸的含量。但是，一定要知道，車前草並不是一種適合長時間使用的藥物。長時間採用車前草進行治療，會對腎臟造成一些不利影響。下面，就為大家介紹幾種能夠治療泌尿系統感染的食物。

首先是苦瓜紅豆排骨湯。將苦瓜去除裡面的苦瓜籽之後，將苦瓜切成塊狀，並且將紅豆清洗乾淨，排骨洗乾淨之後切成

塊狀。在鍋中放入適量的清水，隨後，用大火將鍋中的清水燒開，在鍋中放入排骨、苦瓜、紅豆、薑等食物，煲約一個小時之後，再放入適量的調味品，在熟了之後，就可以食用了。這種食物有利尿消炎的主要功效，適用於患有泌尿系統感染的患者食用。

還有兩種茶水對這種病症也是有緩解效果的。

首先是通草燈芯草茶。將通草三克、燈芯草三克、白茅根三十克、綠茶六克用適量的沸水沖泡，時常飲用，就能夠有效緩解泌尿系統感染的疾病。

還有一種茶水是車前子梧桐茶。將三克車前子、十五克梧桐樹皮和兩百克冰糖準備好。先將其中的兩味重要煎成湯汁，去除裡面的殘渣，然後將冰糖放入湯汁中。用這樣的湯水代替茶水，就能夠緩解泌尿系統感染的症狀。

前列腺炎多喝蘋果汁

前列腺炎也是泌尿系統中比較常見的一種疾病。這種病通常會發生在五十歲左右的男性身上。在前列腺炎這種疾病中，主要有四大類 —— 急性細菌性前列腺炎、慢性細菌性前列腺炎、慢性盆腔疼痛症候群（炎性和非炎性）、無症狀性前列腺炎。在這幾種前列腺炎中，非細菌性前列腺炎是最為常見的一種。

在這些患者中，有少數人曾經患有急性的前列腺炎。而前

列腺炎有慢性、復發性的主要特點，所以，患上前列腺炎之後，一定要注意自己的生活習慣，不能使自己的前列腺炎再次復發。那麼，患上前列腺炎的患者有哪些表現呢？

　　其實，前列腺炎患者即使分為不同的種類，但表現出來的症狀大多數是相似的。一般情況下，患者都會出現骨盆疼痛，排尿的時候會有不正常的現象，性功能受到一定的影響。而且，疼痛的部位不確定，一般會對其他的身體部位有影響，譬如尿道、腹股溝、腹內側部疼痛等等。在排尿的時候，會出現頻尿、尿急、尿道痛、排尿不順暢等症狀。出現的性功能障礙主要是性欲不佳、早洩、陽痿等現象。而這些現象可能是由於前列腺炎造成的，也有可能是泌尿系統中的其他疾病導致的。想要確定病情，需要做進一步的身體檢查。

　　在進行前列腺炎的治療的時候，要根據不同的病因進行不同的治療。但是，無論是哪一種治療方法，心理調節和生活調節都是伴隨著整個治療過程的。很多患者就是由於對病情並不是很了解，對自己的病症盲目進行治療，導致焦慮和過度節慾的做法加重了自己的病情。其實，有些前列腺炎是能夠自癒的，就是因為患者的錯誤做法，才導致前列腺炎的病症加重，最後不得不使用一些藥物進行治療。

　　對於由於細菌感染導致的前列腺炎要進行抗菌治療。在進行基本的檢查之後，如果在尿液中發現病原體，就要根據這些病原體的種類進行服用藥物，使前列腺炎患者得以恢復。對於

一些沒有受到細菌的感染，但是在日後的檢查中發現了病菌，在治療無效的狀態下，也可以使用一些藥物進行抗菌治療。但是，一定要遵循醫囑，不能隨便使用藥物。

然後就是治療過程中的消炎和止痛的步驟。在治療的過程中，患者如果感覺身體上的疼痛異常，可以適當服用一些藥物止痛。在發現有炎症的狀態下，可以使用一些消炎藥物，對身體上的狀況進行控制。如果患者的狀況實在是很嚴重，醫生會建議患者進行手術治療。

在生活上，也是能夠對前列腺炎進行基本的治療的。譬如在合適的時間保持合適頻率的熱水浴，這會對前列腺炎有一定的治療作用。除此之外，還需要注意飲食問題。在治療前列腺炎這種病症中，蘋果汁具有一定的療效。為什麼蘋果汁能夠治療呢？是因為蘋果中有一種物質是槲皮素（植物性黃酮醇）。

槲皮素是一種能夠抗水腫和消炎、促進尿道平滑肌鬆弛的物質，對前列腺炎的治療有一定的幫助。當然，在國外，對前列腺炎也是有研究的。研究人員曾經做過這樣的實驗：將症狀相似的患者分為兩組，將口感相同、外觀上沒有區別的兩組藥片（一組是槲皮素，另一組是普通的澱粉安慰劑）分給兩組患者，同時讓他們服食一個月。一個月之後，經過檢查發現，吃槲皮素的患者百分之七十已經治癒，而吃澱粉安慰劑的患者病症沒有太大變化。這就證明，槲皮素對於前列腺炎是有一定的治癒作用的。

　　除了蘋果汁之外，含有槲皮素這種物質的食材也是有的，譬如山楂、綠茶、洋蔥、銀杏葉等都是含有槲皮素的。當然，在家裡，最好是吃槲皮素豐富並且對於治療前列腺炎有幫助的食物。橘子中含有豐富的茄紅素和維他命，對於前列腺炎有一定的抑制作用。

　　在飲食上，洋蔥炒豬肝也是能夠治療前列腺炎的一種食物。首先，將豬肝放在水龍頭下反覆沖洗至沒有血水，然後在清水中泡半個小時，切成片狀，再放在清水中沖洗。用熱水把切好的豬肝燙一下來斷生，馬上用漏勺撈起，用涼水沖涼瀝乾待用。將洋蔥洗淨剝去外皮，切成粗絲，在碗裡放一小勺太白粉，加水調勻成勾芡水。燒熱油鍋，放油，加入洋蔥絲炒至香味四溢，加入豬肝炒片刻，放少許料理米酒，老抽，鹽，白糖，雞精迅速炒勻，然後放勾芡水拌勻，淋少許香油出鍋。

每天三個牡蠣，老人不患膀胱癌

　　膀胱癌是一種癌症類疾病。一提及癌症兩個字，在我們的認知中，就會出現死亡。的確，癌症是一種能夠奪走生命的病症。膀胱癌是一種出現在膀胱部位的惡性腫瘤，具體的位置應該是在膀胱黏膜上。這種疾病是在泌尿系統中出現頻率最高的一種癌症類疾病，也是身體中十大常見腫瘤之一。

　　膀胱癌的形成原因是很複雜的，其中可以分為兩方面——遺傳因素和環境因素。現在了解到的致病因素主要有抽菸以及

接觸一些致癌的化學物質。其中，大約有百分之三十至百分之五十的膀胱癌的致病因素是抽菸。抽菸能夠使患上膀胱癌的機率增加好幾倍。而且，抽菸的時間越長，患上膀胱癌的危險係數就會越大。而有些人的工作性質是接觸化合物，但是有些化合物質是有致癌作用的，尤其是誘發膀胱癌的化合物質，是很多的。譬如鋁製品、煤焦油、瀝青、染料等等。因此，如果能夠遠離這些能夠誘發膀胱癌的化合物，最好是遠離比較好。

那麼，出現膀胱癌的患者會有什麼現象呢？大部分的膀胱癌患者在剛剛開始有病情顯現的時候，都是由血尿開始的。出現這種現象的時候，身體中不會出現疼痛感，而且血尿的出現是有間歇性的，這種情況患者是能夠用肉眼看見的。但是，血尿持續的時間和患者自身的狀況是有關的，有的患者會連續幾天都是這種狀況，也有患者在一天就會使血尿消失。但是，血尿消失並不是患者已經痊癒了。在一段時間之後，患者又會出現血尿的狀況。

血尿在每個患者之間都是不同的。有些患者的血尿顏色比較淺，也有的患者的血尿顏色是深褐色的。出血量的多少和膀胱上的惡性腫瘤的大小、範圍也是有關的。患者患上膀胱癌之後，就要到醫院進行檢查，根據病症和檢查之後的結果，醫生會做出最後的診斷。

在進行治療的時候，基本上都是根據患者的基本情況，使用一定的藥物進行治療。如果在藥物的作用下，不能將膀胱癌

控制在一定的範圍中，就要進行手術來遏制病情。但是，由於這種癌細胞的擴散速度和生殖速度都是比較迅速的，所以，很多的患者在接受手術之後，會有復發的現象。因此，在患病之後再進行治療是一種不明智的做法。預防這種疾病的發生，才是最正確的做法。

老年人會患上膀胱癌，不僅有遺傳和環境的影響，自己的身體素養下降也是有關的。老年人的身體隨著年月的增長，免疫力會越來越差，身體中的各種生理功能也在不斷衰退，因此，患上膀胱癌的機率就會加大。這個時候，想要老年人避免這種病症的方法，就是遠離發病源並且加強自己身體的免疫力。在飲食上，牡蠣就能夠發揮這樣的作用。

牡蠣在中醫學上具有安神養心，潛陽補陰，軟堅散結，收斂固澀的主要效果。對於自汗盜汗，遺精崩帶，胃痛吞酸這樣的狀況也是有幫助的。除此之外，牡蠣還能夠治療虛汗、滯下、遺精這幾種主要病症。牡蠣在食用這方面具有很好的營養價值。在牡蠣中含有極其豐富的牛磺酸，對於我們身體中的某些臟器有很好的保護作用。而且，在牡蠣中含有豐富的微量元素和糖原，能夠為我們的生命活動提供更好的能源。除此之外，牡蠣中含有的鈣元素、磷元素、維他命 B 群、蛋白質等都是很豐富，營養價值極高。

老年人每天保證三個牡蠣的狀態，就能為自己的身體提供充足的營養物質，保證自己的身體健康能夠維持在一定的狀態

下，不會使自己的免疫系統遭到破壞，使膀胱癌遠離自己。

第六章　糖尿病和痛風等疾病的食補方法

蒲公英，可以治療糖尿病

糖尿病在老年人的身上是很容易發現的一種疾病。這種病與老年人身體機能逐漸下降也是相關的。這種疾病主要是血液中的糖含量比較高，胰島素的分泌量不足，不能使身體中的血糖含量恢復正常，使得身體中的某些身體器官或是組織受到傷害。這種疾病對眼、腎、心臟、血管、神經等部位的影響是比較厲害的。

其實，老年人會患上這種疾病，與自身的遺傳因素、周圍的環境因素都是息息相關的。現在就為大家講解這兩種導致老年人患上糖尿病的主要因素。首先是遺傳方面。經過研究發現，無論是哪一種類型的糖尿病，都有明顯的遺傳傾向。糖尿病在家族中有明顯的家族發病的症狀。在各種有遺傳傾向的症候群有六十多種病症伴隨著糖尿病。而且，經過研究發現，在患者的基因中的確存在 DNA 片段有糖尿病的遺傳因素。

還有一種會導致糖尿病的因素就是環境因素。患者長時間進食甜食並且體力工作比較少，就會導致肥胖的症狀。在肥胖症的同時，也會伴隨著糖尿病的出現。而且，如果患者所在的

環境中存在某些病毒，傳染給患者的時候，也有可能會造成糖尿病的症狀。

那麼，患上糖尿病的患者在身體情況中有什麼體現呢？患者在平時的時候會出現糖尿病人典型的「三多一少」，即多飲、多尿、多食和消瘦。如果患者的糖尿病更為嚴重的時候，這種症狀會更為明顯。除此之外，有些患者也會出現身體乏力、疲憊、肥胖的症狀。

在醫生為患者進行檢查的時候，如果僅僅只是血糖的含量比較高的話，並不一定就是患上了糖尿病。在血糖的含量超出正常值的範圍的情況下，有明顯的「三多一少」的症狀，在尿液中檢測出醣類，並且呈現出陽性的狀況下，醫生才能夠斷定這個患者是糖尿病患者。並為這位患者進行治療。

在為糖尿病人進行治療的時候，不是僅僅開幾粒能夠降低血糖的藥物就可以了。對糖尿病進行治療的時候，要對糖尿病的類型進行分析，再根據不同的糖尿病的類型進行治療。第一型糖尿病的患者主要使用藥物進行控制，如果藥物不能控制血糖含量的平衡的時候，就要使用注射胰島素的方法進行治療了。

而第二型糖尿病的患者在老年人的人群中比較常見。這類患者身體肥胖的人是比較常見的，通常還會伴隨著高血壓、血脂異常、動脈硬化等疾病。這類患者在發病早期身體上並沒有什麼明顯的特徵，只有到醫院進行血液檢查或是糖耐力試驗才能夠被檢測出來。而且，血清中的胰島素在患病早期是屬於正

常或是增高的狀態下的，直到患病晚期才會有所降低。

在進行治療的時候，也是應該注意的。糖尿病患者應該盡量避免含糖量比較高的食物的食用，對於脂肪含有量比較高的食物也應該少吃。還需要定期食用藥物對自己的血糖進行控制，到了糖尿病的晚期，不能再對患者身體中的血糖進行控制的時候，就要使用胰島素對身體狀況進行改善。在我們的日常生活中，許多食物對血糖都有控制的效果。

蒲公英就是比較常見的一種能夠控制血糖含量的一種野菜。每天飲用一些蒲公英粥就能夠有效控制血糖含量。除此之外，還有許多食物能夠控制血糖的含量。枸杞子就是其中一種。這種方法十分簡單。將十克的枸杞子放在三百毫升的清水中熬煮，水沸騰之後，再煮約十分鐘左右，冷卻之後將湯汁喝下去。早晚各一次。在晚間睡覺之前，將熬煮過的枸杞子細嚼，並且連同湯汁一起服用。長時間堅持飲用這種湯水，就能夠起到調節身體中血糖的作用。

除了這種湯水之外，烏梅五參湯也能夠有維持身體中血糖含量平衡的作用。將十五克黨參、三十克丹參、十克沙參、十克元參、十二克玉竹參、三時顆烏梅用清水煎成汁液，飲用這樣的這也就能夠使血糖維持在一定的水準上。

老年人一定要注意自己的身體健康，要注意好自己的血糖平衡。在平日裡，盡量減少對甜食的食用，對脂肪含量比較高的食物也應該注意食用。

低熱量低普林，不患痛風身體好

　　痛風是老年人比較懼怕的一種疾病。這是一種由於尿酸鹽結晶的沉積導致的疾病。這種疾病對腳部的傷害是很大的，經常會導致第一蹠趾關節受到傷害，經常會出現急性的炎症。那麼，會形成痛風的原因是什麼呢？

　　老年人會患上痛風主要是由於普林代謝異常，使身體中的尿酸的合成量增加，造成身體中的代謝負擔。患上這種疾病的老年人的腎臟功能也會出現障礙，在尿液中的尿酸清除不乾淨，就會使身體中的尿酸水準逐漸升高。而在血漿中的尿酸的含量達到一定的水準之後，就會在某些身體關節部位出現尿酸單鈉結晶的沉澱。這種物質在關節部位堆積到達一定的含量之後，就會導致關節處出現急性滑膜炎。

　　對於痛風這種疾病，在男性患者的身上是比較常見的。患者在患上痛風之後，通常會出現患病關節有劇烈疼痛、關節處腫脹、身體上出現紅斑、身體僵硬、有發熱的跡象。並且，患者會出現痛風，經常是突然出現的，並沒有什麼前兆。患者發病的時間一般是在一週左右。大多數的痛風是由於患者在短時間內食用過多的普林類食物或是身體上受到輕度創傷導致的。而且，痛風也會出現在手術患者剛剛做完手術的人身上。

　　對於患者是否患上這種疾病的判斷，主要是依賴於關節穿刺和滑膜液結晶物的分析。醫生透過對患者身上出現的某些反應、第一蹠趾關節出現的症狀以及其他的關節上發病的特點，

再查看一下血尿酸在身體中的含量，就能夠做出患者是否患上了這種疾病的判斷。如果醫生不能做出具體的判斷，則應該根據具體的症狀進行治理。

除了迅速發病的痛風患者以外，也有少數的患者是慢性發病的症狀。這種患者經常會出現身體上的某個部位骨質增生的現象，某些關節會出現腫大。這些患者有一部分還同時患有其他的疾病，比如糖尿病、血管疾病、高血壓等。在患病初期，在身體上的顯現並不是很明顯，即使是影像圖形，也不是很清晰。但是，隨著病情的逐漸加重，就能夠發現關節部位出現「鼠咬」樣損傷。在這些關節中，中關節的損傷是最嚴重的。

在痛風患者進行治療的時候，要有合適的休息時間。而且，在休息的時候，要將自己的患病肢體抬高一點。行動的時候，要穿一些硬質鞋底的鞋子。這些都能夠幫助患者進行基本的治療。而且，患上痛風病症的患者要服用適當的藥物，對受損的身體部位進行基本的修復。除此之外，還要注意自己的飲食問題。痛風患者會出現這種疾病的原因，原本就是由於攝取的普林物質過量導致的，所以，應該盡量減少富含普林食物的食用，譬如動物內臟、海鮮、禽肉、豆類等。在平時的時候，也要多喝水，這樣有利於身體中積存的尿酸排出體外。

那麼，患上痛風的患者應該在平時吃些什麼才有助於自己的病情呢？其實，這種屬於「富貴病」的痛風，是應該限制在飲食上的富貴，均衡的飲食才是健康之道。下面就為大家介紹一

下有助於治療痛風的飲食。

首先是水果藕粉羹。取相同等分的香蕉、蘋果、梨，分別洗淨去皮，將果肉切丁放入鍋內，盛入適量清水煮沸，再調入適量藕粉，不斷攪拌成羹狀。然後食用。這種食物中的普林的含量是比較低的，而且這三種食物是屬於鹼性食物，能夠有效治療痛風的症狀。除此之外，水果中含有豐富的維他命和鉀鹽，能夠有效促使身體中的尿酸鹽的溶解，不會給身體造成負擔。

第二種適宜食用的食物是玉米南瓜糊。取南瓜適量，去瓤洗淨，並切成薄片放入鍋中，加適量水煮沸。再調入適量玉米粉，攪拌均勻直至煮成糊狀，就能食用了。這種食物都是含有能量比較低的鹼性食物，會使身體中的酸性物質得到一定的中和，有利於身體中的尿酸的溶解。尤其是這種食物也是有助於減肥的，更是有益於痛風患者。

肥胖症老人，需要多喝冬瓜湯

肥胖症在老年人中也是很常見的一種症狀，最明顯的特徵就是身體肥胖。在我們聊起這種病症的時候，很多人認為這種病只是身體出現肥胖而已。其實，這是一種錯誤的認知。身體肥胖會給身體造成極大的負擔，尤其是老年人更是需要注意自己的體重。

老年人是最容易發生肥胖症這種病症的。當食用的能量物

質遠遠大於身體中需要的熱量的時候，有些熱量就會以脂肪的
形式存儲在我們的身體中。長久以往，就會給自己的身體到來
肥胖的症狀。而老年人由於身體的限制，運動量遠遠小於年輕
人，如果長時間食用能量比較高的食物，就會更加容易導致身
體的肥胖。那麼，老年人會出現肥胖症的原因有哪些呢？

　　這種原因分為兩種。一種是環境因素，另一種是身體因
素。環境因素是比較簡單的，就是老年人在飲食上沒有節制，
而活動量卻極少，導致長時間身體中的能量過剩，造成脂肪在
身體中堆積，導致肥胖。而身體因素卻有幾種是需要了解的。

　　首先是需要看看遺傳因素的影響。肥胖症也是分為幾種
的，其中，單純性肥胖是有一定的遺傳傾向的。如果雙親都是
肥胖症的患者，那麼，子女會是肥胖症患者的機率就是極大
的。其實，遺傳因素並不是主要的原因，只是具有遺傳因素的
人會比較容易患上肥胖症而已。患上這種病症的原因，更多的
是取決於患者的生活方式、進食的量以及個人的生活習慣、身
體上是否具有其他的疾病。

　　除了遺傳因素之外，這種病與患者的神經系統也是有關
的。在人體的大腦中，存在著掌管人是否有飢餓感覺的神經中
樞。如果這部分神經受到損傷的話，人的飢飽感就會受到影
響。也就是說，某些這類神經受到影響的患者，在已經吃飽的
狀態下，由於神經系統的錯誤資訊，仍舊會有飢餓的資訊出現
在大腦中，就會使患者不受節制繼續進食。當進食的食物過量

的時候，就會使能量過剩，轉化為脂肪堆積在身體中，也就會出現肥胖的狀況。

會出現肥胖症的現象，還有一種是由於身體中的胰島素總是處於過高水準導致的。這種病症在現代被稱為胰島素血症。這種病症伴隨著的就是身體過於肥胖。褐色脂肪組織異常也是身體肥胖的一個重要原因。除此之外，還有一些其他的原因也會對身體肥胖有影響，就不再為大家一一介紹了。

那麼，老年人患上肥胖症之後，會有那些危害呢？患上肥胖症的患者，就要注意自己的心血管系統不要受到影響。一般的情況下，肥胖症的患者都會容易發生發冠心病、高血壓等疾病。而且，肥胖症患者的呼吸功能也會受到影響，有些嚴重的患者甚至會出現猝死的症狀。除此之外，肥胖症的患者身體中的糖脂代謝、內分泌系統功能也會受到影響。對自己的骨骼、肌肉會造成一定的負擔。

那麼，老年人在患上肥胖症之後，要如何進行治療呢？老年人在患上肥胖症之後，不僅要限制自己對高脂類食物的食用，還要注意自己的作息時間。要為自己安排適量的運動，不能總是呆在一個位置不移動，在平時的時候，也要注意吃一些纖維素比較高的蔬菜水果，這樣有助於身體的代謝，能夠幫助自己消耗身體中的脂肪。還要注意自己的食量問題，不能讓自己的攝取量過高，否則還會使能量在自己的身體中過剩，積留成脂肪，不利於身體的恢復。

　　能夠治療肥胖的食譜也是不再少數的。冬瓜湯是最不能少的一種。在冬瓜中含有一種名為丙醇二酸的物質，能夠有效抑制醣類轉化為脂肪。而且，在冬瓜中含有的脂肪的含量本來就不高。這對於抑制身體發胖有很好的效果和作用。

　　除了冬瓜湯之外，山楂酸梅湯也是能夠減肥的食物中的一種。將五顆酸梅、五十克的山楂、穀芽、麥芽以及適量的冰糖一起放進砂鍋中，用小火熬煮約四十分鐘就能夠飲用了。山楂是開胃消脂的食物，有助於消化。而且這種湯能夠生津止渴，很適合肥胖的人飲用。

山楂降血脂，不得高血脂症

　　老年人上了年紀之後，最害怕的就是患上「三高」。而高血脂症就是「三高」之一。高血脂主要是指身體中的血脂的含量過高，為老年人的身體造成一定的負擔，甚至會引起身體出現其他的疾病，從而胃寒人的身體健康。動脈粥樣硬化、冠心病、胰腺炎等疾病都有可能是由於身體中的血脂含量過高造成的。

　　高血脂這種疾病可以分為原發性高血脂和繼發性高血脂兩種，一般來講是和環境和遺傳有關，有的時候與自身狀況、生活環境甚至是患者的情緒都是有關的。高血脂在身體上的顯現就是血液中的脂質含量過高。在前幾章，已經介紹過高血脂症，現在就不再為大家重複介紹了。那麼，醫生要如何診斷患者患上了高血脂這種病症呢？

　　首先，要空腹做 TC（總膽固醇）、TG（三酸甘油酯）、LDL-C（低密度脂蛋白）、HDL-C（高密度脂蛋白）的測定，然後需要查看血漿中乳糜微粒是否存在，再進行血漿中的濃度測定。在進行這些測定之後，如果還不能確定患者是否患上了這種疾病的話，就要進行身體中載脂蛋白的測定以及體內脂蛋白代謝測試。經過這些檢查，再配合患者的症狀，就能夠判定患者是否患上了這種疾病。

　　最重要的一個步驟就是患者的治療。患者首先需要做的就是控制自己的體重。將自己的體重控制在正常的狀態下，就能夠使體重指數和血脂的水準處於正相關的狀態，身體中的脂肪的分布和血漿中的脂蛋白也是息息相關的。經過研究發現，中心型肥胖者更容易發生高血脂症。當身體的體重控制在一定範圍之後，就更加容易治療高血脂症。

　　然後就是患者需要適量的運動鍛鍊。這種鍛鍊不僅對控制體重有幫助，還能夠增強患者的心肺功能，改善身體中醣類代謝，降低身體中的甘油和膽固醇，但是，在進行運動的時候，也有需要注意的事項。運動的量不能過量，過量的運動會給身體造成一定的負擔，也不能過少，過少的運動量不能達到治療的效果。

　　在生活習慣上，患者也有需要注意的事項。首先就是要戒菸。在菸中含有一種物質，能夠使身體中的膽固醇、三酸甘油脂增多，不利於控制病情。然後就是在飲食上需要注意的事

項。在飲食上應該盡量減少脂質含量比較高的食物食用，盡量多吃一些纖維素含量比較高的蔬菜和水果，在保證自己的能源物質能夠保持在一定的狀態下，降低脂質物質的攝取量。除此之外，如果高血脂的症狀比較嚴重，還需要長時間服用藥物來保持血脂含量的正常狀態。

而且，患者還需要注意，自己出了患上高血脂之外，是否還患有其他的病症。如果患者還存在糖尿病、冠心病等病症，就要更加注意自己的飲食和治療時使用的藥物，千萬不能做出對身體有損傷的做法。

治療高血脂的食療方法也是有很多的。山楂就是其中的一種食材。首先為大家介紹的就是山楂荷葉茶。將十五克山楂清洗乾淨之後，和二十克的荷葉一起加入清水進行熬煮，煮成湯汁之後代替水飲用就可以了。這種湯水能夠有效緩解高血脂含著的頭疼症狀。

除此之外，新鮮泡菜對治療高血脂也是有效的。將白蘿蔔、胡蘿蔔清洗乾淨之後切成片狀，然後將嫩薑、小黃瓜切成丁狀。將所有的食材放入盤子中，並且加入適量的食鹽和醋，攪拌均勻之後就能夠食用了。這種食物能夠有效降低血液中的血脂。

健脾降脂湯對降低血脂也是很有效的。將十五克的黨參、黃芪、薏仁、澤瀉、生山楂和十二克的茯苓、白朮、扁豆、淮山用清水煎服。每天喝一次，長時間飲用就會有健脾化溼

的效果。

　　患有高血脂的患者必須要注意自己的飲食。要多吃一些纖維素含量比較高的食物，盡量避免大魚大肉的飲食方案，還要注意自己的膽固醇、脂肪的攝取量不要超標，每天保持一定的運動量，維持身體中的血脂和 BMI 在一定的程度上，不能超標。

第七章　老年痴呆和中風等疾病的食補方法

多吃核桃預防老年痴呆

　　老年痴呆也是老年人群體中常見的一種病症。這種病是一種慢性疾病，多與神經系統有關。記憶障礙、失語、行為和思考能力受到影響、視空間技能損害、執行功能障礙以及人格和行為改變等狀況在這類患者身上是很常見的幾種病情。在目前的醫學領域中，還沒有研究出造成老年痴呆的具體原因。但是，經過相關研究，已經對這方面有所成就。

　　會導致老年痴呆，有幾方面的原因。首先是家族的遺傳因素。這種患者很有可能是在染色體上的某些基因上存在致使患者出現老年痴呆的遺傳因素。而且，研究發現，這類遺傳因素是存在於顯性基因上的。有些身體上的疾病也是導致患上老年痴呆的原因。如果老年人身上原本就有甲狀腺疾病、免疫系統疾病、癲癇等疾病的話，也會使老年人患上老年痴呆的機率增加。尤其是憂鬱症，對老年痴呆的影響是最嚴重的。除此之外，某些有放射性的金屬物質、有毒的藥物都是對老年痴呆有一定的影響的。

　　老年人如果的頭部受到過某些外傷，會對大腦中的神經系

統有一定的損傷，也會造成老年人出現痴呆的狀況。如果老年人的某些身體系統如免疫系統出現故障的話，也會給老年人的身體造成創傷，造成老年痴呆。而且，生活上的諸多不如意、精神上受到嚴重創傷，都會造成老年痴呆的狀況。

按照老年人出現痴呆狀況的時間，可以將老年痴呆分為幾個重要的時期。

首先是輕度痴呆的時期。這段時間基本上是在患上痴呆之後的一至三年之內。這段時間內，患者基本上的表現是判斷力逐漸下降，記憶力有所減退，很難處理身邊幾種複雜的工作，在工作、社交、家務、購物上出現一些輕度障礙，感情上逐漸出現淡漠、多疑等狀況，有的時候會出現時間錯亂的狀況，不能對自己所處的位置進行準確定向。

然後是老年人的中度痴呆期。這段時間基本上是在老年人患上痴呆之後的二至十年。在這段時間中，患者會出現視覺空間能力下降，記憶力嚴重受損，基本上不能處理較複雜的事務，不能獨立到外界進行活動。有些患者在自己的衣食住行、個人衛生方面都需要周圍人的幫助。會出現失語、失用和失認的狀況，情緒上是急躁不安的狀況，時常走動，有時候甚至會出現尿失禁的狀況。

第三個老年痴呆的階段是重度痴呆期，一般是在患者患上老年痴呆之後的八至十二年。在這段時間中，患者已經完全不能自理，一切的活動都要依賴於身邊的人，記憶力嚴重喪失，

僅僅能夠留存記憶片段。大小便失禁，幾乎不能講話，身體僵直。有些更為嚴重的患者甚至會出現昏迷的症狀。

在進行治療的時候，需要使用一定的藥物進行治療。首先是對患者的精神狀態進行治療，使用心理暗示的方式緩解患者心理壓力，並且使用適當的藥物對患者進行治療。並且為患者服用適當的能夠改善認知功能的藥物，食用一些有益智作用的食物。除此之外，還需要帶領患者走入人群，避免患者的認知程度下降。

事實上，主要依賴後天的治療，使老年痴呆這種病痊癒基本上是不可能的。現在的藥物只能緩解病情，並且使之慢速發展。真正想要遠離老年痴呆這種病，還是應該以預防為主。這個時候，補充一些必要的營養物質就是最應該注意的。尤其是對大腦而言。而核桃就是首選。

首先為大家介紹的是核桃粥。準備好核桃仁約三十克，糙米兩百克，紅棗十顆。將準備好的食材清洗乾淨之後放進鍋中，加入適量的清水，然後先用大火燒開，再用小火進行熬煮，煮成粥之後食用就可以了。

除了核桃之外，一些對大腦有補充營養物質的食材都是有效的。譬如花生糙米粥。將四十五克花生米、六十克糙米和適量的冰糖一起熬煮，當米熟透之後就能夠食用了。這種食物能夠有效延緩大腦功能衰退，是預防老年痴呆的一種有效食物。

除了上述的兩種食物之外，山楂菖蒲飲也有預防老年痴呆

的作用。準備二十克山楂和九克菖蒲。將清洗乾淨並且取出籽的山楂和菖蒲放進茶杯中，用開水進行沖泡，然後飲用這樣的汁液就可以了。

　　其實，預防老年痴呆的飲食原則很簡單，就是以均衡為主的情況下，注意維他命E、維他命C和胡蘿蔔素的補充。而且，要注意飲食中的醣類的攝取量，最好不要使醣類攝取量過高，這樣會使身體上出現腦神經過敏或是神經衰弱的症狀。

槐花茶，中風偏癱不用怕

　　中風是在老年人群中比較常見的一種病，這種病在癱瘓患者身上是比較多的。偏癱是中風之後比較常見的一種症狀。老年人在中風之後會出現多種後遺症，而偏癱就是其中的一個。中風偏癱實際上是指身體由於中風，使一側的肢體行動出現障礙，甚至是完全不能行動。在中風偏癱患者發生病患的一側的肢體，通常無法感知冷熱，也不能有痛覺。有時候，患病一側視覺也會出現障礙。這類患者想要看清面前的事物的時候，必須將自己的頭部稍微偏一些才能夠看清楚。

　　那麼，患者在中風之前有什麼前兆嗎？或者說，中風的患者有什麼明顯的症狀嗎？中風患者在發病的時候會有頭暈頭痛的狀況，頭痛的時間也會持續相當長的時間。然後，中風偏癱患者會感覺到自己的肢體有麻木感，剛剛開始的時候，只是身體某個部位會出現麻木感，時間稍微長一點的時候就會有更嚴

重的麻木感。有的患者甚至會感覺到自己的舌頭也有麻木的感覺。在過一段時間之後，就會發覺自己的一側肢體活動受限，說話的時候也會不靈活，有時候走著走著就會摔倒或是暈倒，精神狀態也會受到影響，智力有所降低。更嚴重的患者會出現時常不清醒的狀態，偶爾會有視覺中事物不清晰的時候，短暫性失明也是會出現的。鼻血、耳鳴、噁心、嘔吐等症狀也會隨之出現。這些就是中風偏癱患者會出現的一些基本症狀。

　　中風偏癱會出現在老年人的身體上，不僅與身體的逐漸衰老有關，與生活習慣也是脫離不開的。患有中風偏癱的患者通常都是年歲比較大的老年人，而這部分老年人，或多或多或少都有不良的生活習慣。酗酒、嗜菸、經常熬夜、飲食沒有規律等等原因都是會出現中風偏癱的誘因。

　　如果患者身上具有其他的疾病，也是有可能是形成中風偏癱的一個重要的原因的。譬如高血壓、心臟病、糖尿病、腦動脈硬化、頸椎病、妊娠分娩等等都有可能致使患者出現中風偏癱的症狀。

　　那麼，患有中風偏癱的患者應該如何進行治療呢？

　　首先是按摩的手法。家人對患者中風偏癱部位的按摩是十分有效的一種方案，這能使身體有好轉的跡象。長時間進行按摩之後，就能夠緩解患者癱瘓部位麻木的程度，逐漸能夠感知外界的干擾。如果患者有了疼痛感之後，無法忍受這樣的疼痛，可以吃一些止痛藥物，遏制身體中的疼痛感。然後就是患

者需要進行康復訓練。這種康復訓練能夠逐漸使身體恢復正常的狀態，不會出現肌無力等現象。

除此之外，為了能使患者恢復健康，一定要為患者提供一個比較安靜舒適的環境，使患者的心情保持在舒暢的狀態下，保證患者的心理健康。除此之外，還要保證患者的整潔。只有患者在精心的呵護下，才能夠更快恢復身體健康。在飲食方面也是需要注意的。應該盡量保證患者攝取的營養物質維持在一定的平衡狀態下，不能使身體中的營養物質過剩，更不能使身體中的營養物質不足。只有正確的飲食方案，才能使患者的身體健康維持在健康的狀態下。

粗糧治療憂鬱症，心情舒暢身體好

現代的生活節奏越來越快，人們在生活上工作上的壓力也在逐漸增加，就會使自己的心理變化逐漸發生變化。於是，憂鬱症這種科學名詞就進入到了人們的生活中了。憂鬱症主要是心理出現障礙，以長時間維持在心情低落的狀態下為主要的特徵，是一種心理疾病。

憂鬱症的輕重程度也是不一樣的，每個人的表現也是不同的。有的患者是出現自閉，有的患者只是長時間心情欠佳，而有的患者會出現厭世的狀態，最後甚至有可能出現自殺的做法。也有的患者會有幻覺產生，使自己的情緒逐漸難以控制，做出一些不能被人理解的行為。

憂鬱症又稱憂鬱障礙，以顯著而持久的心境低落為主要臨床特徵，是心境障礙的主要類型。臨床可見心境低落與其處境不相稱，情緒的消沉可以從悶悶不樂到悲痛欲絕，自卑憂鬱，甚至悲觀厭世，可有自殺企圖或行為；甚至發生身體僵直；部分病例有明顯的焦慮和運動性激越；嚴重者可出現幻覺、妄想等精神病性症狀。每次發作持續至少兩週以上、長者甚至可以長達數年，多數病例有反覆發作的傾向，每次發作大多數可以緩解，部分可有殘留症狀或轉為慢性。

現代醫學對憂鬱症是有一定的研究的，但是，為什麼會出現憂鬱症的具體原因還是沒有研究出來。可以肯定的是，這種病會出現在患者的身上與患者所處的環境是分不開的。患者身邊的多種因素碰到一起之後，就造成了這種疾病在患者身上的爆發。

患上憂鬱症的患者主要有以下幾個方面的表現。首先是心情長時間處於在低落的狀態下。患上憂鬱症的患者可能是在某個時間情感上受到重大的創傷，使自己的心情陰霾並且悲觀。這種情況在環境靜謐或是夜間更為嚴重，在心情欠佳的狀態下，還會出現絕望、無助的負面情緒，有時候也會伴隨著自責，更嚴重的人會出現幻覺。

除了上述的狀態以外，患有憂鬱症的患者還會出現思維遲緩，對外界的現象反應比較遲緩的現象。有些時候，自己會將自己封閉在一定的思維空間中，長時間下去，就會使自己的

言語逐漸減少，語速也會比正常人要慢一點，對答的時候也會出現困難的狀況，有的時候，甚至會出現無法進行正常交流的狀況。

憂鬱症患者的意識會越來越薄弱。這類患者不願意走進人群中，也不想和別人進行交流。如果短時間對這類患者不予照顧，就會出現這類患者不想做事情、只想滯留在某個地方沉浸在自己的小世界中的狀況。更為嚴重的患者還會出現自殺的現象。出現這種狀況的時候，就是很嚴重了。

對患上憂鬱症的患者的治療也是需要注意的。這種治療大部分應該是心理上的疏導。只有患者突破了心理上的障礙，才能從根本上治療好憂鬱症。但是，只是依賴於心理上的疏導是不夠的，還要使用一定的藥物對患者的憂鬱症狀進行緩解。除此之外，還可以在飲食上進行對患者的治療。

從中醫的角度上來講，憂鬱症有幾種類型，每種類型的憂鬱症都是有不同治療方案的。

首先是肝鬱脾虛型的憂鬱症。這類患者經常會失眠多夢並且性生活比較冷淡，有時候也會出現胸悶、白帶增多、乳房腫脹等現象。治療這類的憂鬱症食用銀耳百合糯米茉花蜜粥是很有效的。這種粥能夠安神益智，補心益脾，是治療這種憂鬱症的好幫手。

還有就是氣滯血瘀型憂鬱症。這種憂鬱症的主要原因是氣滯血瘀、心脾兩虛。在身體上的表現為情緒不佳，心煩氣躁，

女性會出現閉經的現象，舌質暗紫或是出現瘀點。治療這類憂鬱症最好是食用山楂陳皮粥。山楂和陳皮都是疏肝利膽的食材，還能夠行氣消食，是治療這類病症的好食物。

心脾兩虛也是憂鬱症中的一種類型。這種類型的憂鬱症患者會出現情緒憂鬱、心煩氣躁、陰虛火旺的症狀。其中，最明顯的一種現象就是失眠健忘。這類患者的情緒經常會處於低落的狀態下，經常會無緣無故哭泣，面色也是發黃的現象。這類患者可以適當食用桂圓紅棗粥進行調節。

對於老年人的憂鬱症，我們應該盡量給老年人一些心理上的治療和安慰，盡量不要違逆老年人的心理，事事順心的狀態下經常和老年人聊聊天，對治療老年人憂鬱症是很有幫助的。

老人失眠，各種粥湯來幫您

失眠是老年人最常見的一種病症。有的時候，失眠是可以自癒的，但是，嚴重的失眠患者就只能依賴於安眠藥物進入睡眠了。失眠主要是指由於各種原因使人無法入睡或是入睡困難。有些患者在進入睡眠之後，睡得並不是很安穩，經常會有噩夢出現或是睡到一半的時候被驚醒。失眠的症狀通常會給人帶來很大的負面影響，身體上的煎熬再加上心理上的負擔，就會使身體健康狀態受到影響。

患有失眠症狀的老年人會感覺到身體極其疲憊，全身乏力，身體比較倦怠，健康狀態也是不佳，有的時候會感覺到身

體某些部位出現疼痛感。在生理方面也會出現問題，睡眠受到影響，很有可能會影響到身體中的內分泌系統的正常運行。失眠並不是一個很嚴重的病症。短期的失眠對身體的影響是不大的，但是，長時間的失眠，就會給身體帶來損傷。由於失眠之後的人情緒、精神狀態都會受到影響，因此，這類人群在工作上就會出現精神不佳的現象。有些嚴重的失眠患者還會出現心悸、胸痺、眩暈、頭痛、中風病等病症。但是，患有失眠的患者不適宜長時間使用安眠藥對自己的睡眠進行調節。因為，長時間使用安眠藥，就會使我們的身體對安眠類藥物產生依賴感，這更加不利於我們的身體健康。

治療失眠這種病症，使用中醫的療養方法比較好。在中醫的角度上來講，患者會出現失眠的症狀，是由於身體中陰陽失衡，致使一樣失調，使人的精神狀態保持在興奮的狀態下，也就睡不著覺了。在精神方面，中醫將失眠症分為了幾個類型，即煩惱型失眠症、多疑型失眠症、緊張型失眠症、憂鬱型失眠症。了解了這麼多，那麼，應該如何對失眠予以治療呢？

首先是對自己的心理的調整。要保證自己的有一個樂觀的良好心態，不要給自己太大的壓力，避免自己因為心態不好而失眠。第二點就是要有一個比較規律的生活。要定時睡覺定時起床，不能過度熬夜，也不能總是早起。除此之外，還要為自己營造一個有利於睡眠的環境。在睡覺前洗溫水澡，或用熱水泡泡腳是有利於自己進入睡眠的。而且，牛奶有安神的效果，

這個時候喝一杯暖暖的牛奶，也會使身體逐漸放鬆，出現睡意。

在白天的時候，適量的運動會使身體在晚上的時候產生一定的疲憊感，這也是有利於患者進入睡眠的一種方式。而且，如果患者能夠為自己做簡單的心理暗示，也能夠使自己盡快進入睡眠狀態。如果是睡不安穩的患者，要盡量減少在睡眠之前飲用大量清水的做法，這會使水分在半夜轉化為尿液，對睡眠也是有影響的。在我們的日常生活中，可以使用食療的方法對付失眠這種症狀。

在中醫的角度上來講，將失眠分為幾種類型。針對不同的失眠類型，有不同的食療方案。

首先是肝火旺盛導致的失眠類型。這類患者在穀雨時節會收到天氣的影響而出現相對的症狀。這類患者在這個階段會出現脾氣急躁並且容易發怒的現象，經常會被夢境驚醒，在夜間也不容易睡著，而且會出現頭昏腦漲、眼睛發紅的症狀。這類患者食用枸杞玫瑰花海蜇皮糙米粥是最好的。這種粥能夠改善人的睡眠治療，能夠使人臉色紅潤，有助於治療便祕、失眠等症狀。

陰虛火旺也是失眠的一種重要的類型。這類患者經常會出現血糖升高、頭昏眼花、腰膝酸軟的症狀，而且患者的小便會稍微減少，睡眠是處於不踏實的現象。這類患者應該飲用一些荷蓮八寶鴨湯。這種湯汁能夠滋陰補血、補脾益腎、養心凝神。做法是準備好一整隻鴨，並且將鴨肉清洗乾淨並且瀝乾，

隨後用料理米酒將鴨肉塗上一層。再將鴨雜和豬肉放在醬油、精鹽、料理米酒、太白粉調成的汁液中醃漬。將泡軟的陳皮去除了裡面的瓤。隨後，將鍋置於火上，並在鍋中放入適量的油。在油有八分熱的時候將鴨雜、豬肉、冬菇、蓮子、瑤柱、薏米翻炒均勻，之後將這些食材放入鴨腹中。將鴨子放入燉盅中燉約四個小時左右即可。

　　心脾兩虛也是失眠中的一種。這種失眠多會出現多夢易醒，健忘並且疲勞無力，沒有精神。治療這種失眠食用桂圓紅棗豬心湯就是最好的治療方案。

　　對於失眠患者來講，除了要注意在飲食上調節一下以外，也還需要注意一下自己的生活習慣和生活環境。不要讓自己過於疲勞，只有合理安排自己的作息時間，才能夠使自己的身體更加健康。

第八章　婦科疾病的食補方法

得了陰道炎，湯茶來幫忙

　　陰道炎是女性朋友身上會出現的一種疾病。在正常的女性陰道中，細菌是存在的，但是，陰道的結構是比較複雜的，這就使陰道本身就具有一種能夠防止細菌入侵的功能。就比如陰道口在正常狀態下是處於閉合的狀態的下，而陰道前壁和陰道後壁是緊緊貼合的狀態下的，而陰道壁上更是被一層角質保衛著。這種防禦，就會使陰道免於被細菌感染。而且，陰道中的酸鹼度是處於一定的平衡狀態的。當身體中的平衡遭到破壞的時候，陰道中的細菌就會大量繁殖，使陰道受到感染，就會引發身體中的陰道炎。

　　在前幾個章節中，已經為大家介紹過陰道炎的主要症狀和主要的表現、病因等，下面就不再次為大家介紹了。下面主要為大家介紹的是陰道炎這種病症的確定是根據什麼。這就是依賴於身體的各項檢查。首先是對陰道分泌物質的酸鹼度檢測，看看陰道中是否是乾淨的，是否有某些對陰道有害的細菌在這裡滋生繁殖。然後就是檢測一下患者患上陰道炎是否與某些藥物有關。

　　如果患者出現白帶異常，白帶呈現出灰白色並且十分黏稠，有的時候像麵糊一樣，有異味，多是魚腥味，在運動之後

經常會味道加重的現象，基本上可以確診為陰道炎。如果仍然不能肯定，可以進行陰道分泌物的酸鹼度檢測，如果分泌物的 pH 值在 5.0~5.5 範圍中的時候，就是比正常人的 pH 值要高，如果在分泌物中檢測到了某些致病細菌，就證明了患者確實是患上了陰道炎這種疾病。

在進行陰道炎的治療的時候，不能僅僅依賴於藥物的治療，還需要注意很多方面。首先就是注意自己的個人衛生問題。在大小便之後，要及時對自己的私處進行清洗，保持自己的外陰部位的乾淨、乾燥，避免搔癢。對自己貼身的衣物也要經常換洗，而且最好是拿出來單獨進行清洗，避免交叉感染的出現。然後就是對自己陰道中的 pH 值進行調節。有的細菌之所以能夠在陰道中滋生繁殖就是因為這裡的酸鹼度是適宜生長的。使用適當的私密處護理液對陰道進行清洗之後，就會使陰道中的酸鹼度得到改善，使細菌的滋生和繁殖受到抑制。而且，在使用護墊和衛生巾的時候，一定要勤加更換，避免給細菌製造容易滋生的環境。

除此之外，患者還可以使用適當的消炎滅菌的藥物。這些藥物能夠幫助人體阻止外來的侵略者，維護身體中的環境不會遭到破壞。但是，有一點是需要注意的。這類藥物最好不要長時間使用，否則，會使身體中的細菌產生抗藥性。到時候，再想消滅身體中的細菌就會有一定的困難。其實，除了藥物能夠抵禦這些侵略者，維護好陰道內的「和平」之外，食療也是能夠

產生一定作用的。

　　苦瓜紅豆排骨湯就是很好的一種食療方案。還有兩種茶也是能夠治療陰道炎的。通草燈芯草茶就是其中的一種。還有一種茶就是車前子梧桐茶。時常飲用這兩種茶水，對於治療陰道炎也是有幫助的。

更年期，吃些粥湯可緩解

　　更年期是每一個女人都要經歷的一個時期，是女性生理的一個重要的階段。但是，並不是所有的女人都會順利度過這個時期。大部分的女性在這段時間裡會出現或多或少的病症。這些病症被同意稱為更年期症候群。這種病症主要是由於女性在更年期這段時間中，會出現絕經的狀況。而這種現象會使女性身體中的雌激素降低，有時候會出現極大的波動，就是這種不平衡的現象，使身體中的神經系統不能進行正常的調節，就會出現一系列的神經心理類的疾病。

　　更年期內的女性的主要表現主要有容易出汗、容易出現心煩氣躁的現象。除此之外，心悸失眠、由於健忘等現象也是常見的幾種。更年期中的症狀一般都是在女性絕經之後才會逐漸顯現出來的。在中醫的角度上來講，這是由於女性的身體出現了變化，使女性的體質受到影響，才會出現營養失調的症狀，而身體中的氣血也受到了影響。氣血瘀滯，就會給身體帶來很多影響。

　　那麼，更年期中的女性除了這幾種明顯的症狀之外，還有什麼特徵呢？如果是沒有絕經的女性，會出現月經紊亂的狀況，經流量不穩定雌激素也是降低，子宮內膜發生變化。除此之外，還會出現血鈣下降，有發熱、臉紅、出汗等狀況，偶爾還會出現頭暈、心慌等現象。但是，這種狀況不會維持太長的時間。在五十歲以上的人出現更年期的時候，在心血管方面也會出現身體健康受影響的狀況，可能會出現冠心病、糖尿病等疾病都是有可能出現的身體問題。而且，處於更年期的女性，在自己的精神方面、神經方面也是應該有所注意的。有的婦女在這段時間中會出現血壓波動較大、情緒極其不穩定的狀況，有的時候性格還會受到影響。更年期的女性除了會出現這些身體問題以外，還會出現運動系統的問題，比如腰背酸軟、肩周炎、頸椎病。

　　那麼，在這段時間裡，患有更年期症候群的患者應該如何進行治療嗯？有很多的人可能就是覺得這些疾病沒有什麼，只要熬一熬就能過去了。實際上，這是一種不明智的做法。這種做法會使這些小病逐漸累積成為大病。對於這類患者，要進行綜合性的治療。

　　首先是使用藥物。正處於更年期的女性在在身體方面是很差的。為了使患者身上的疾病能夠得到治療，藥物是不能缺少的一種治療方法。譬如骨質疏鬆這種疾病就是不能忽略的一種。但是，無論是哪一種藥物，都必須按照醫生的吩咐進行服

用，否則會影響身體健康。

　　同時需要進行心理治療。精神上的壓力是患者會出現煩躁易怒心理的一個重要的原因，就是因為這樣，才需要患者進行心理治療。如果是更為嚴重的患者，則需要患者進行雌性激素療法。也就是使用適量的雌激素進行基本的治療。

　　除了這些，處於更年期的女性使用食療的方法會對身體更為有利。

　　首先為大家介紹的是小麥黃芪白米粥。將黃芪、首烏藤、刺五加、桑葉、當歸、三七清洗乾淨之後放入砂鍋中，並且在鍋中加入適量的清水，煎成汁液之後倒出來一碗，再在鍋中加入適量的清水，再將小麥、大棗放入鍋中，再用大火將水煮沸，熬成粥狀，粥熟了之後，再將煎好的藥汁倒入粥中，再熬制一段時間之後，就可以將粥盛出來食用了。

　　除了這種粥之外，大棗銀耳湯也是很有效的一種湯汁。將去核的大棗清洗乾淨，並且將銀耳泡發，除去裡面的雜質，並且在鍋中加入適量的清水，在鍋中放入大棗和銀耳，使用大火將水煮沸，再使用小火慢慢熬煮。等到銀耳和大棗熟了之後，在鍋中加入適量的冰糖。再熬煮五分鐘左右，就可以了。這種湯汁能夠使女性的更年期症狀得到緩解。

　　枸杞菊花茶也是能夠緩解更年期症狀的一種茶水。將枸杞、菊花、長壽茶（普洱茶）、山楂一起放在茶壺中，並且用沸水進行沖泡，隨後蓋好蓋子燜上數分鐘之後，連續沖泡三次，

慢慢飲用這樣的湯汁就能夠改善更年期患上的各種疾病和症狀。

常吃小番茄，沒有老年斑

　　老年斑在現代醫學史上的真正的名字是脂溢性角化病。老年斑是一種良性的皮膚腫瘤，且這類皮膚腫瘤有一定的遺傳傾向，在老年人的身上的發生率是相對高的。經過研究發現，這種疾病與日光的照射也是有關的。在老年人的身上，老年斑一般會出現在頭皮、臉部、身體、上肢、手背等等部位，但是在手掌心、腳掌等處是不會出現的。這種老年斑在身上基本上是出現一個就會出現第二個。

　　老年斑是一種表面平滑，沒有明顯凸起的淡褐色斑塊，偶爾的時候會有搔癢的感覺，但是，大多數的時候是沒有感覺的。這種病發作的速度是比較緩慢的，而且經常是多發性的，轉化為惡性腫瘤的機會可以說是接近於零。在發病比較早的時候，這種病與扁平疣是很相似的，而且多見於肌膚裸露的地方。於是，在進行鑑別的時候就需要格外注意。

　　現代醫學對這種病症是很上心的，其實，這種病一般來講是不需要進行治療的。但是，由於現在某些女性對身上的斑塊很在意，就會想辦法將這些物質去除。這個時候，現代醫療中的用二氧化碳雷射、液氮冷凍、鉺雷射等多種治療方法就會發揮一定的效果。當然，除了這些現代醫學手段之外，還有許多食療的方案也是能夠起到一定的療效的。

　　小番茄就能夠解決這樣的問題。在番茄中，含有豐富的維他命 C，有一定的抗氧化作用。長時間食用這樣的食物，有助於改善老年人出現的老年斑。這是一種十分有效的方法。

　　除了番茄之外，還有許多食物對緩解老年斑的出現是有效的。銀耳就是其中的一種。下面就為大家介紹幾種與銀耳相關的食物。

　　銀杞明目湯就是其中一個。將雞肝清理乾淨並用清水洗滌，隨後將雞肝切成塊狀。將切好的雞肝放在一個乾淨的容器中，在容器中加入料理米酒、薑汁、食鹽拌勻。將銀耳清洗乾淨，並且撕成小片，用清水浸泡待用。在鍋中放入適量清水並且加熱，在水中放入料理米酒、薑汁、食鹽和味精，然後將銀耳、雞肝、枸杞置入水中，將漂浮的末狀物質瓢出，待雞肝剛熟，裝入碗內盛湯飲用即可。

　　山楂銀耳湯是一種簡單的食物。在鍋中加入適量的清水，將山楂清洗乾淨，隨後切成片狀並且取出裡面的籽。待水燒熱之後，將已經清理好的銀耳撕成塊狀，置入水中。待到煮好之後，盛出湯汁即可。

　　治療老年斑，不能夠等老年斑已經出現在臉上或身體的其他部位的時候再開始努力，要學會防患於未然。在剛剛開始的時候就預防它的發展，是最有效的一種方案。

小小胡蘿蔔，預防乳腺炎

　　乳腺炎是婦科疾病中最長提及的一種疾病。在女性的身體特徵中，乳房是一個很明顯的女性特徵。但是，這個位置也是十分脆弱的一個身體部位。如果照看不好這個身體部位，就會出現某些乳腺疾病。而乳腺炎就是最常見的一種婦科類疾病。在乳腺炎不適很嚴重的時候，會出現乳腺的脹痛感，嚴重的時候會出現化膿的現象。

　　那麼，女人為什麼會患上乳腺炎這種疾病呢？首先是由於乳汁在乳腺中不能及時排出體外。乳汁在身體中淤積，比較容易致使細菌在身體中生長和繁殖。這樣就會比較容易使人患上乳腺炎。

　　乳腺炎在剛剛開始的時候，出現的症狀是乳頭破裂，而且乳頭會有刺痛的感覺。而且在乳房局部有疼痛感，甚至有些患者能夠感覺到乳房中有腫塊，用手指進行按壓的時候會有壓痛的感覺，皮膚出現微紅的症狀，而且還會有頭痛、脾氣暴躁的現象。隨後，更為嚴重的時候就是化膿的一個階段。這個時期，乳房會有局部脹痛的現象，而且比從前更為嚴重。而且經常會出現口渴、厭食的症狀，皮膚出現紅腫，有的時候會在乳頭出現化膿的症狀。更為嚴重的時候，就會出現急性的化膿，有的時候需要進行手術才能夠治癒。

　　那麼，患有乳腺炎的女性應該如何做才能夠治療這種女性疾病呢？首先，需要女性注意自己的身體乾淨整潔。在安排

好自己的作息時間之後，要盡量避免哺乳，保證自己的乳房能夠乾淨整潔，沒有汙垢，這是最基本的要求。隨後，需要患者使用適當的藥物，進行乳腺的消炎等一系列治療工作。除此之外，還可以對乳房進行熱敷。熱敷有助於使凝結在乳房中的塊狀物化開，有助於恢復健康。而且，患者應該採取一定的措施，使身體中的膿液排出體外，這樣會使身體加速恢復。除此之外，患者一定要保持一個良好的心情，這也是有利於恢復的一個重要步驟。

對乳房的按摩可以有效幫助患者恢復乳房的健康。在按摩乳房之前，一定要先將自己的手指修剪一下，避免乳房受到指甲的劃傷而受到傷害。首先是將橄欖油均勻塗抹在自己的乳房上。然後一隻手托起乳房，另一隻手拇指和其餘四指分開，拇指指腹由乳根部順乳腺走向乳暈方向呈螺旋狀推進，另一手食指於對側乳暈部配合幫助乳汁排出。在進行按摩的時候，也要注意，自己的手一定要懂得輕重緩急，不可以使用過量的力氣，會損傷自己的乳房。

除了按摩的方法之外，還可以使用食療的方法進行治療。在諸多的食療方案中，首推的應該是奶汁鯽魚湯。首先將鯽魚處理乾淨，並且將蔥薑都切成絲狀，冬瓜切成片狀。將鯽魚放到已經燒沸的鍋中，用大火繼續燉煮，然後在鍋中放入適量的蔥薑，將大火轉成小火慢慢燉煮。當湯汁變成奶白色的時候，將準備好的冬瓜放入湯中，同時在湯中加入適量的鹽。等到鯽

魚熟透的時候，即可食用。

　　鯽魚湯是補充氣血、通乳的功效，冬瓜卻有利水的效果，這樣就能夠使乳腺受到的威脅降低，有助於身體的恢復。

第九章　眼科疾病的食補方法

白內障患者，遠離蔥薑蒜

　　白內障是老年人眼睛比較容易患上的一種疾病，在我們的生活中也是很常見的一種疾病。這種病主要是由於老年人身體的老化、遺傳、營養物質不足等等諸多原因導致水晶體的蛋白質發生變性而產生渾濁的現象，這就是白內障。患有白內障的老年人視覺會受到影響，這是由於渾濁的水晶體無法準確將光線投射在視網膜上。而且，這種病的發病機率與年齡也是有關的。

　　白內障是分為先天性白內障和後天性白內障兩種。先天性白內障是在出生之後就已經帶在身體上的，是一種可遺傳的疾病。這種疾病一般是在胎兒時期水晶體就已經受到了損傷。還有一種是後天性白內障。這種白內障在四十歲以上的老年人身上比較常見。

　　在老年人身上出現的後天性白內障是最為常見的一種白內障的類型，這種白內障與諸多因素都是有關的，譬如身體中的內分泌發生紊亂，身體接受日光的時間長短，身體中的代謝問題等等。有的時候，由於身體受到外傷也是能夠導致這樣的情況發生的。

　　有些白內障是發生在一側，有些白內障是雙眼都會出現

的。在進行治療的時候也要根據不同的病症進行治療。在白內障並沒有很嚴重的時候，需要使用適當的藥物進行治療。因為白內障並不是一種短時間就會極度爆發的一種病，是由於長時間的累積才會出現的一種病症。在白內障的早期，使用藥物是能夠對白內障造成的實力問題和水晶體渾濁有改善作用的。當白內障已經進入成熟期的時候，藥物的療效就會降低甚至會出現消失的現象，這個時候就需要進行白內障手術進行治療。

白內障的手術包括白內障超音乳化術和白內障囊外摘除術兩種。它們是不一樣的。白內障超音乳化術主要能夠讓患者有較好的視覺治療，而且手術的傷口比較小，身體所受的損傷也是比較少的，視力恢復的時間比較短，這是一種近年來才開始實行的一種先進的手術。而白內障囊外摘除手術是在治療白內障手術中的一種最為常規的手術。這種手術過後患者能夠立刻恢復自己的視力。但是，無論患者做的是哪一種手術，都需要進行術後的恢復訓練。這個時候，要避免自己過度運動，並且使用一些抗菌消炎的藥物，避免傷口感染，造成一些沒有必要的麻煩。

而且，患有白內障的患者要格外注意自己的眼睛。平時的時候，要增加眺望、遠望的時間，保護好自己的眼睛。而且，一定要避免長時間看同一樣事物，要注意自己的作息時間，讓自己的眼睛得到足夠的休息，除此之外，還需要注意不要讓自己的眼睛接觸一些有刺激性的東西，給自己的眼睛制定一個「作

息時間」表格。在平時的時候也要進行自己的眼部按摩。除了這些，在飲食上也有需要注意的事項。

這類患者由於眼睛不能夠接受刺激，就應該減少蔥薑蒜的食用。這三種食材都帶有相對的刺激性，對白內障有刺激的作用效果，不適宜食用。下面，就為大家介紹一下，什麼食物是對治療白內障有效的食物。

首先介紹給大家的是養肝明目粥。準備好黑芝麻二十克，羊肝五十克，枸杞子三十克，糙米一百克。將黑芝麻用鍋翻炒一下，然後將羊肝洗淨之後切成絲狀，並且與枸杞、糙米一起熬煮，等粥熬熟之後，取出來食用就可以了。

蛤蜊明目湯對治療白內障也是有效果的。將十五克的決明子裝在一個紗布袋中，並且將紗布袋的口處封緊。隨後將清洗乾淨的蛤蜊切成塊狀，放進砂鍋中，並且加入適量的清水，用大火煮熟之後，用小火熬煮約三十分鐘。等到肉熟了之後，將紗袋取出來，調節一下湯汁的鹹淡就能夠食用了。

在治療白內障的時候，在食物方面也有需要注意的方面。首先是盡量多吃一些維他命 C 含量豐富的食物。鋅含量比較豐富的食物也是應該多吃一點的。經過相關專家發現，白內障的發生率與血清中維他命 C 和鋅含量的水準都是息息相關的。除此之外，油炸食品應該盡量少吃，這會使白內障的病情加重。

幾種茶水，治療青光眼效果好

青光眼也是老年人應該注意的一種眼部疾病。這種疾病會出現的主要原因是視神經損害和視野缺損。這也是這種病的主要特徵。這種病發生的時候，會出現眼部劇烈疼痛，並且帶有頭痛的症狀，視力會急劇下降，有的時候會畏懼陽光，經常流眼淚甚至會出現噁心嘔吐的症狀。在老年人的眼睛出現這種症狀的時候，一定要及時到醫院進行診治，否則很有可能會造成失明的嚴重後果。這種疾病必須到醫院進行治療，使用藥物和手術的雙重方法，將自己的眼睛治療好。

青光眼主要是由於眼壓不正常才導致的。根據相關調查，青光眼導致的失明是三大人類失明致病原因中的一種。尤其是老年人更應該注意這種疾病。青光眼在發生之後必須進行及時的治療，在治療不及時的狀況下，很有可能造成完全失明的狀況。青光眼主要有四種類型 —— 先天性青光眼、原發性青光眼、繼發性青光眼、混合型青光眼。即使是類型和症狀有所不同，都應該儘早進行治療，否則，很有可能導致嚴重的後果。

我們主要你進行介紹的是老年人比較容易患上的青光眼的類型。在原發性青光眼中，這種類型的青光眼還分為急性隅角型青光眼和慢性隅角型青光眼兩種。急性隅角型青光眼在中老年人的身上是最容易發生的一種青光眼。主要是由於眼內視角突然狹窄或關閉造成淚水不能夠排出，使淚水漫溢，致使眼壓急劇增高的狀況。這類患者會出現眼睛有劇烈脹痛，頭痛難

忍、眼球比較堅硬、結膜充血等現象。而且，這類患者會出現
噁心、嘔吐、大便祕結、血壓升高的狀況，這類患者必須進行
及時的治療。如果沒有接受及時的治療，在二十四至四十八小
時就會完全失明。

　　除了這種青光眼是老年人比較容易患上的之外，還有繼發
性青光眼也是這類人群比較容易患上的青光眼類型。這類青光
眼有眼屈光不正繼發青光眼、角膜、結膜、葡萄膜炎等繼發青
光眼、白內障繼發青光眼、外傷性青光眼等。這些青光眼都是
老年人比較容易患上的青光眼類型。

　　青光眼在早期是比較容易治療的。但是，青光眼並不是很
容易就能夠發現的一種疾病。這就要求眼睛有不舒適的患者
要經常到醫院進行檢查。尤其是有家族遺傳的青光眼患者。這
類患者患上青光眼的機率會比較高。定期檢查就能夠避免青光
眼在大家都不知道的情況下爆發。而且，時常檢查自己的眼壓
也是有幫助的。除此之外，患者還需要注意自己的眼睛視覺、
視野的變化。當發現有不正常的現象的時候，要及時到醫院進
行診治。

　　由於青光眼對視覺造成的傷害是不可逆的，所以，這是一
種極為危險的病症。在進行治療的時候，需要注射維他命 B。
有的時候，使用雷射進行治療也是可以的。但是，在治療的過
程中，需要補充一定的營養物質。因此，食療也是一種治療青
光眼的好方法。

首先為大家介紹的是檳榔茶。將檳榔用清水煎成汁液，然後分離裡面的渣，用湯汁代替茶飲用就能治療青光眼。這種茶能夠消積行氣，有利於青光眼的治療，能夠有效使眼壓降低。

明目消翳茶也是能夠有效緩解青光眼的一種茶。準備蔓越莓汁三百毫升、桑葚三小匙，楊桃、木瓜各二十克。將楊桃、木瓜分別清洗乾淨，切成小丁，蔓越莓汁溫熱，加入桑葚、楊桃、木瓜，浸泡五分鐘左右。然後飲用這樣的汁液並且吃裡面的果肉。這種汁液對治療青光眼是很有效的。

羌活茶對於治療青光眼也是很有效的。將二十克羌活（中藥材）用清水進行煎煮，熬成湯汁之後應用就行了。

除此之外，菊花酒也是對青光眼有好處的一種飲品。準備好九克菊花，清洗乾淨之後，撕碎放進砂鍋中，加入適量的糯米酒，煮沸之後一起飲用就可以了。這種酒每日飲用兩次，每日一杯就能夠有效緩解青光眼的症狀。

黃斑部退化，可補充葉黃素

老年人眼部疾病還需要注意黃斑變性眼部疾病。這種疾病通常會出現在生活在都市的老人。這種疾病是五十歲以上的老人比較容易患上的一種疾病，具體的病因並不是很清楚。一般情況下是由於老年人的眼睛長時間受到光損傷、遺傳、代謝、營養等因素的印象，導致眼睛中出現黃斑結構，並且眼睛的功能出現障礙。這種疾病在目前只能依靠醫學手段進行治療。如

果家屬或是老年人發現老年人的眼睛視覺不正常，要盡快到醫院進行診治。

　　黃斑部退化的另一個醫學名稱是年齡相關性黃斑病變，是眼睛在老化之後才會出現的問題。視網膜色素上皮細胞對視桿細胞外節盤膜的處理出現阻礙，使得未被完全消化的盤膜殘餘滯留於基底部細胞原漿中並且向細胞外面溢出，形成玻璃膜疣。這種病主要有乾性黃斑部退化和溼性黃斑部退化兩種。

　　乾性老年黃斑病變的出現和發病主要分為兩個時期，進展是相當快的。主要是早期乾性黃斑部退化和晚期乾性黃斑部退化。在早期，患者主要是視力有些受損，而且這種情況會維持相當長的一段時間。如果進行 Amsler 方格表（阿姆斯勒方格表）檢查，會發現結果為陽性。而在這種病的晚期，視力的受損程度已經很嚴重，會出現虛性絕對性中央暗點。在經過仔細檢查之後，會發現玻璃膜疣有密集的趨勢而且眼睛中有大部分是淺灰色的萎縮區。從早期進入晚期的時間長度與患者的體質是有關的，並沒有一個完整的時間區域。

　　溼性黃斑部退化的主要特徵是色素上皮層下有活躍的新生血管，會引起眼睛出現滲出、出血、瘢痕改變等變化。這種病症主要是分為三個階段。在早期，會出現視覺故障。在中期，則是會出現新生血管滲漏，使色素上皮層或神經上皮層漿液出血性脫離。這個時候，患者的視力會急劇下降。在晚期，不僅這些症狀會出現加劇的狀況，還會在眼部出現瘢痕組織。這個

時候對眼睛進行檢查，就會發現患者的視力嚴重受損。必須使用必要的方法阻止病情繼續惡化，否則，很有可能會是失明的下場。

在進行治療的時候，主要是有以下幾種治療方法。首先是服用一些抗氧化類藥物。這對眼部細胞有保護左右。然後就是抗 VEGF 治療（抗血管新生因子）、雷射治療、經瞳熱療法（TTT）、光動力療法（PDT）、手術治療等。用哪個方法能夠治癒患者的病症，需要醫生對情況進行判斷之後才能夠確定。

在進行治療的時候，患者還需要注意一些事項。首先是血壓的控制。維持在一百四十毫柱（mmHg）/ 九十毫柱以下的血壓值是對治療有幫助的。然後就是血糖的含量，空腹血糖應控制在三點九至六點一莫耳（mmol/L），這種情況是對治療有幫助的。除此之外，菸酒應該被列為禁忌品。而且應該盡量少吃一點高脂食物。在出門的時候，盡量帶上深色的墨鏡，保護好自己的眼睛。

黃斑部退化是眼底視網膜黃斑區的衰老性改變。中醫認為，該病多與肝腎不足、氣血兩虛相關，適宜的食療方法，可以起到補益肝腎、益氣養血、明目增視、延緩衰老的作用，有利於延緩黃斑部退化的病程進展。下面介紹一些食療方法。

首先是豬肝湯。準備好豬肝一百克、枸杞子五十克，並且清洗乾淨。之後加水共煮，食肝飲湯，但是不要放入太多的調味品。這種食療方法能補肝腎、益精血、增強視力。有利於老

年人黃斑變性的治療。

　　第二種是枸杞大棗肴。準備枸杞十五克、雞蛋兩個、大棗六個，一起用開水煮食。然後將煮熟的雞蛋剝去外殼，再放入湯汁中煮五分鐘左右，喝湯吃雞蛋就行了。這種湯水也是一種明目的藥方。有利於緩解老年人視力的問題。

　　第三種就是羊肝粥。準備好羊肝六十克並且去膜切片、生蔥三根切碎，一起放入油鍋炒片刻。再準備白米一百克，加水煮至白米開花，再放入羊肝煮開。等到粥熟了之後，長時間食用這種粥可以補肝明目，對於輔助治療黃斑部退化，減輕患者視物模糊的感覺有很好的療效。

　　第四種是女貞桑葚湯。使用女貞子十二克、桑葚十五克、制首烏十二克、旱蓮草十克放在一起用清水進行煎煮，然後飲用煎煮之後的湯汁也是有效的。如果覺得這樣的湯汁十分苦，可以在湯水中加入適量的白糖或是冰糖。

　　第五種是甘草川芎豬肉藥膳。準備好炙甘草六克，川芎七點五克，黨參、茯苓、炒白朮、白芍各十克，熟地、當歸各十五克。並且將這些重要放進一個乾淨的紗布袋中封起來，再用清水進行清洗。準備適量的豬肉、肥母雞肉並且清洗乾淨，雞骨或豬骨兩百五十克洗淨並且打碎。將豬肉、雞肉、雞骨、藥袋一同放入鍋中，用適量的清水進行熬煮，用大火燒開，除去湯汁上面的浮沫，加入適量的調味品，用文火燉至雞肉爛熟。這種湯水就能夠改善老年人的黃斑變性。

動物肝臟，治療視神經萎縮

　　老年人的身體可以說是處於每況越下的狀態，因此，身體上的很多功能都是越來越不如從前，甚至會出現退化的狀況。視神經萎縮就是老年人會出現的一種眼部疾病。這種病症主要是由於視網膜神經節細胞和其軸突出現某些症狀，導致與視覺相關的神經出現病變。而視神經萎縮就是視神經病變受損傷的一個結果。這種病症在身體內部主要是視神經纖維出現某些故障或是消失了，使影像在大腦中的傳輸受到影響或是阻礙，有的時候甚至是視力的喪失。如果對眼睛進行檢查，會發現視乳頭顏色為淡黃或蒼白色，生理凹陷消失，血管變細等現象。

　　這種疾病一般會分為原發性視神經萎縮和繼發性視神經萎縮兩種。原發性視神經萎縮是由於球後視神經炎、雷伯氏遺傳性視神經萎縮症（Leber 病）或是外傷等原因，導致的視神經發生萎縮的現象。而且，這種病症一般是由於球後發生了一些病症導致的。而繼發性視神經萎縮則是視乳頭炎、視乳頭水腫、中心性漿液性脈絡視網膜病變、視網膜色素變性、視網膜中央動膜阻塞等眼部疾病導致的。當大腦受到創傷或是發生炎症的時候，也是有可能出現下行性視神經萎縮的。如果在大腦的某個部位出現腫瘤，也有可能會出現顱內壓升高的狀況，從而導致視乳頭水腫，發生繼發性視神經萎縮。

　　這種疾病的主要的表現是視力會大幅度下降，視網膜或是視網膜周圍的纖維出現缺損，影響視覺的形成。其實，視神經

萎縮是能夠透過檢查發現這些病症的。視覺誘發電位（VEP）檢查、採用常用電腦自動視野計的中心視野定量閾值檢查程式、頭顱或眼部 CT、MRI 檢查、利用基因檢測技術等技術都是可以對這種疾病進行檢測，從而發現眼部的問題。

在進行治療的時候，也是有一定的方案的。在發現視神經受損之後，再進行視神經的修復這種治療幾乎是無法實現眼部痊癒的。所以，患者想要完全痊癒幾乎是不可能的。但是若是要殘餘的視覺神經纖維恢復正常的狀況是沒有問題的。因此，患者應該盡量接受良好的治療。在使用藥物這個方面，使用營養類藥物和血管擴張藥及活血化淤藥類藥物配合使用會更加有療效。

在治療視神經萎縮的時候，動物肝臟也是很有效的一種食療方案。在動物肝臟中，有幾種對視力很好的營養物質，還有許多對神經系統有保養作用的營養因素，這就會對身體很好，並且有利於患者治療視神經萎縮的症狀。因此，多吃一點動物肝臟，對患者治療視神經萎縮是很有效的。

玻璃體混濁，堅果是神藥

玻璃體混濁這種疾病在現在生活中是很常見的一種疾病。在正常的狀態下，玻璃體是一種比較特殊的黏液性膠樣組織。它一般情況下是處於凝膠狀態並且是透明的，而且新陳代謝的速度十分緩慢。但是，這種病並不是一種獨立的疾病，只是眼

科病症中比較常見的一種特殊狀況。

　　會發生這種疾病的原因主要有八種。首先是炎性玻璃體混濁這種狀況。在玻璃體中，是沒有血管組織的。如果玻璃體發生了炎症，就會在周圍的組織中發生擴散的現象。而炎症會產生一些渾濁的物質，這些物質會附著在玻璃體上。這就是為什麼會出現炎性玻璃體混濁的原因。

　　第二種會出現玻璃體混濁的原因是外傷造成的。當眼睛的眼球部位受到頓傷的時候，會使眼睛內部出現充血的症狀。眼睛內部有異物並且有感染的情況下，就會出現玻璃體渾濁的現象。

　　第三種玻璃體混濁的原因是玻璃體自發的病變。這是由於人的年紀在不斷成長，玻璃體也是在不斷變化的。這就會使玻璃體出現凝縮和液化現象。在玻璃體中凝縮會使某些部位的密度增加，還會出現絮狀、絲狀、無色透明的混濁物。這就會出現老年人的玻璃體渾濁的情況。但是，這種渾濁一般情況下是不會影響老年人的視力的，而且能夠長時間保持在一種狀態下而不發生改變。

　　第四種會出現玻璃體渾濁的情況是閃輝性玻璃體液化。這是在玻璃體中有結晶出現。這種結晶一般情況下是膽固醇，除此之外，磷酸鹽、酪氨酸等物質也能夠形成結晶，造成玻璃體渾濁的現象。

　　除了這幾種原因之外，會形成玻璃體混濁的原因還有視雪

症、出血性玻璃體混濁、全身病與玻璃體混濁、眼內腫瘤或玻璃體內出現寄生蟲等原因。這些都是會造成玻璃體發生病變導致玻璃體混濁的原因。根據這些原因，玻璃體會有不同的症狀。一般來講，患者會出現眼前有黑影飄動並且運動是隨著眼球變化的情況。於此同時，有些玻璃體混濁是會出現視力下降的情況的，但是情況要根據病情的不同而有改變。

在對玻璃體混濁這種疾病進行確診的時候，主要是根據或裂隙燈下 90D 鏡檢查、B 型超音波檢查等高科技儀器進行檢測而得知的。那麼，需要如何做才能改善玻璃體渾濁的現象呢？其實，生理上的玻璃體混濁是不需要進行治療的，如果是病理性患者，就應該針對病因進行藥物治療或是手術治療。在普通的情況下，應該針對病因進行抗菌消炎的處理，如果出現出血的症狀，還應該使用一些止血的藥物。還應當使用一定的藥物來促進這些藥物的吸收或是使用物理療法進行治療。

對於患者出現的玻璃體渾濁這種疾病，經常食用一點堅果也是有幫助的。經過研究調查已經證實，在北方，經常食用堅果類食物的人群患上玻璃體渾濁的機率比不經常食用這種物質的人群要低很多。而且，在堅果中，含有及其豐富的各種營養物質，是治療玻璃體渾濁的一種有效食物。

第十章　腫瘤疾病的食補方法

肺癌患者，營養很重要

　　肺癌是腫瘤疾病中最受關注的一種疾病，對老年人來講也是一種極大的生命威脅。尤其是經過相關調查發現，肺癌在近幾年中的發生率和死亡率正在上升，而且老年男性患上肺癌的機率會比年輕人高很多。到目前為止，人們會患上肺癌的原因還是有待商榷的。但是，大部分的研究資料已經證明，患上肺癌與抽菸是有明顯關係的。下面，就為大家介紹一下患上肺癌的原因目前都有哪些。

　　首先是抽菸。在菸草中，含有多種鏈芳香烴類化合物等致癌物質。這些物質會使肺部細胞的基因有所變化，使致癌因素啟動或是使抑癌基因失效，造成細胞的病變，使肺癌出現。其次，職業和環境的影響也是患上癌症的一個重要原因。含有一定量的鋁、砷、石棉、氯乙烯等物質的產業都是會對肺癌有影響的產業。而且，長時間接觸福馬林的職業也是出現肺癌患者數目比較高的職業。

　　在我們的日常生活中，長時間接觸電離輻射（游離輻射）的人患上肺癌的機率也會增加。這種物質能夠使肺部器官的細胞發生改變，使細胞分裂的速度加快，是一種對身體損害極大的輻射。而且，肺部的慢性感染也是造成肺癌的一個重要原因。

曾經患有肺結核、肺炎等肺部疾病的患者，會在支氣管上皮中形成鱗狀上皮，最後導致癌變。但是，這種原因導致的肺癌是比較少見的一種類型。

除了這些原因以外，家族遺傳因素也是會導致肺癌的一種重要原因。在這種遺傳中，免疫力低下、代謝發生障礙、內分泌失調等原因都是會導致肺癌的重要因素。而且，經過相關研究已經證實，患上肺癌與環境致癌物質和個體遺傳是不能分割的。大氣中的汙染物質也是會出現肺癌的重要因素。在工業比較密集的地區、石油開發比較好的地區、內燃機比較多、車輛流通量比較高的地區，都是空氣汙染比較嚴重的地區。這些在空氣中的汙染物會對我們的身體產生危害，最直接的威脅就是肺部。因為呼吸作用，這些在大氣中的汙染物都會在肺部得到淨化，就會對肺部產生一些損傷。長時間的累積，就會使肺部有產生肺癌的威脅。

那麼，肺癌在身體中會有哪些重要的變化呢？其中，患者最應該進行關注的就是肺癌細胞的擴散和轉移這個方面。肺癌細胞的擴散和轉移主要有直接擴散、血行轉移、淋巴轉移這三種。

首先為大家介紹一下直接擴散。這是肺癌細胞在比較靠外的位置上會直接對臟層胸膜造成損傷。這就會使癌細胞直接進入胸腔中，會對其他的身體組織造成傷害。

血行轉移主要是癌細胞隨著血液的流通而發生轉移。這是

很嚴重的一種癌細胞擴散。因為血液會在我們的全身範圍進行流動，這就會使身體的各個組織器官都受到癌細胞的威脅。

　　淋巴轉移也是肺癌細胞轉移的一種常見途徑。這種轉移會使癌細胞擴散到淋巴細胞中。很有可能會導致淋巴組織的病變。

　　患上肺癌的患者主要的病症體現是咳嗽。在咳嗽的過程中會出現痰中帶血或吐血的症狀，還會在咳嗽的同時伴隨著胸痛、胸悶、氣急、聲音嘶啞的現象。這只是局部的現象。而在這些現象出現的同時，患者會有發燒、消瘦和惡病質的症狀的出現。這個時候就應該好好照顧肺癌患者，不能忽略一絲一毫。

　　治療肺癌，在食療這方面可以食用蘆筍。在蘆筍中，含有豐富的維他命 A 和維他命 C，並且有些微量元素也是很豐富的。蘆筍中含有的最為豐富的硒元素能夠阻止癌細胞的分裂和增長，能夠有效抑制癌細胞的活性，還能夠加強身體中的解毒功能，甚至能夠使已經變質的癌細胞發生逆轉，形成正常的身體細胞，刺激身體中的某些功能，增強身體的免疫力，也能夠增加身體的抗癌功能。

胃癌，補氣很重要

　　胃是我們對食物進行消化吸收的器官。如果這個器官發生了病變，會對營養物質的消化吸收造成很大的影響，甚至會對我們的身體造成負擔。在腫瘤這個科學領域中，胃癌也是醫學專家重點研究的對象。這種疾病在地域上有很大的區別，而且

在年齡上也是有極大區分的。年齡在五十歲以上居住在北方的男性患有胃癌的機率是相對大的。那麼，會增加胃癌患病機率的因素都有哪些呢？

首先是地域環境及飲食生活對胃部的影響。在西北地方的人群，會對燻烤、鹽醃食品有特殊的喜愛，而這些食物就是會引發胃癌的物質。在這些食物中，亞硝酸鹽、真菌毒素、多環芳烴化合物等致癌物質的含量是很高的。長時間食用，就會導致這些致癌物質在身體中積存，會給胃部帶來極大的負擔。而且，菸中含有尼古丁等致癌物質，抽菸的人患上胃癌的機率也會有所增加。第二點就是幽門螺桿菌對胃部的影響。這種細菌能夠使硝酸鹽轉化成亞硝酸鹽，從而使身體中的胃部受到亞硝酸鹽的侵蝕，就會引發胃部的疾病。更為嚴重的時候就會引發胃癌。

那麼，胃癌都有哪些重要的致病因素呢？在胃癌的前期，主要是能夠在胃中發現一些隱匿的胃部疾病。胃部的息肉、胃炎等疾病沒有澈底根治，造成胃部的嚴重損傷之後，就有可能會導致胃癌，而這些就是患者為自己埋下的胃癌的隱患。其次，胃癌也有一定的遺傳因素。在直系親屬中有患有胃癌的患者，就應該注意保護好自己的胃，盡量不要讓胃部受到損傷。

在胃癌早期的時候，有些患者會出現噁心、嘔吐等疾病。在沒有經過嚴密診斷的情況下，很有可能會被判定為消化系統疾病。而後，時間稍微長一點之後，患者就會出現胃部脹

痛、上腹不適、在進食之後有飽腹感的症狀。隨後，患者就會出現食慾下降、身體乏力的現象。當然，根據胃部腫瘤位置的不同，也會出現不同的症狀。而最嚴重的時候，患者會出現貧血、消瘦、營養不良甚至惡病質等現象。

胃癌的轉移也是一項需要注意的事項。它主要有直接浸潤、血行轉移、腹膜種植轉移、淋巴轉移這四種轉移方式。無論是哪一種轉移，都會對身體造成極大的傷害。而治療的方案，在現代醫學界也是有針對性的方案。

首先是採用手術治療的方案。在手術治療中分為根治性手術和姑息性手術兩種。根治性手術是對已經形成的癌變組織進行切除，並且清理周圍的組織系統，隨後進行重建消化道系統。姑息性治療手術是癌變組織不能進行切除，只能在胃部進行手術，避免胃部損傷得更為嚴重。進行手術治療之後，還有一個步驟就是進行化療。使用這種方法和藥物的治療保證患者在短時間內胃癌的病症不會重新爆發。這是一種保守的治療方案，也是患者必須遵循的一種治療方法。

對於患上胃癌的患者來講，營養均衡是最重要的一個關鍵。在保證自己營養均衡的狀態下，可以適量補充些身體需要的維他命 C，抑制癌細胞的擴散和身體中癌症的蔓延。這個時候，地瓜就是一個功臣。經過相關的研究顯示，在地瓜中含有極其豐富的抑癌物質，能夠有效抑制癌細胞的擴散。因此，患上肺癌的人，可以適量吃一點地瓜，對治療胃癌是有一定

幫助的。

枸杞烏骨雞，治療食道癌

　　食道癌是消化道腫瘤中常見的一種疾病，也是世界範圍中死亡率標比較高的一種疾病。這種疾病雖然在每個國家都有不同的資料，但是，其爆發和死亡都是相對高的。而且，四十五歲以上的男性患者居多。這種病最為常見的是難以吞嚥食物並且咽喉乾燥，開始的時候只能進食一些半流質的食物，在病情最嚴重的時候，甚至不能飲用水，唾液也是無法咽下的。

　　會患上食道癌，與諸多因素都是相關的。譬如年齡、性別、職業、種族、地域、生活環境、飲食生活習慣、遺傳等等。下面，就為大家講述會患上食道癌的原因。

　　首先是患上食道癌的化學因素。這裡面會發揮最大的致癌效果的就是亞硝胺。這種化合物在身體中的致癌性質是很強悍的，尤其是在肉類加工品、醃製食品、罐頭、變質的食物、燒烤類食物等食物中的含量較高。所以，在日常生活中，最好減少使用這類食物，盡量多食用一些蔬菜和水果。

　　其次就是生物性因素導致食道癌，這種生物就是真菌。經過調查發現，在食道癌的高發地區，人們食用的食物中會出現很多能夠附著在消化道上的真菌，而某些真菌就是具有一定的致癌作用。其中能夠促使硝銨轉化為亞硝胺的真菌首屈一指。除此之外，某些微量元素也是致使食道癌發生的主要原因。譬

如鉬、鐵、鋅、氟、硒等元素有致癌效果的元素。少量攝取對身體是有益的，但是，過量攝取就會造成食道癌。如果缺乏某些維他命，也能夠造成食道癌。所以，人們應該注意自己的飲食平衡。

經常抽菸、飲酒過量會造成口腔不乾淨，會使細菌滋生，引發炎症，也是對食道癌的發生有促進效果的因素。那麼，患上食道癌的患者有哪些症狀呢？

對身體的表現要分為幾個階段。患者在早期階段，只是能夠感覺粗硬的食物難以下嚥，在吞嚥食物的時候會有哽在喉嚨的感覺。隨後，身體中會出現燒灼感、針刺感等疼痛感，在飲水之後這些症狀會有很大的改善。這些症狀也是時輕時重，時段不固定的感覺。在患者步入中晚期階段的時候，已經是很難把食物下嚥了。只能夠吃下一些半流質的食物，最後甚至是水和唾液都難以下嚥。在這種情況下，患者的身體會迅速消瘦，會出現脫水、渾身無力的感覺，最後會死亡。

在進行治療的時候，也是有幾種治療方案的。主要分為外科治療、放射治療、化學治療和綜合治療這四種治療方案。首先是手術治療。如果患者發生癌變的組織並不是很嚴重，可以選擇進行手術切除。但是，如果癌變的組織與主動脈、氣管等身體器官相觸甚至是緊密相連的情況下，就不宜使用手術切除的方案。除了這種方法之外，放射療法、化學治療都是比較理想的治療方法。

　　治療食道癌的時候，食用枸杞烏骨雞加以配合能夠有更好的療效。將烏骨雞處理乾淨之後，斬去爪、頭，並且清洗乾淨。將枸杞子洗淨，蔥薑洗淨分別切成段、切片備用。隨後，將大沙鍋置大火上，在鍋中加入適量的清水，放入烏骨雞、蔥段、薑片、煮沸後撇去浮沫，移小火上慢燉，至雞肉五成爛時，放入枸杞子燉熟，用精鹽、料理米酒、味精調味即可食用。

　　在烏骨雞中，菸鹼酸、維他命 E、磷、鐵、鉀、鈉的含量均高於普通雞肉，是一種營養價值十分高的食物，除此之外，烏骨雞中的膽固醇和脂肪的含量是比較低的，是最適宜患有食道癌的患者食用的一種食物。因此，在進行食道癌治療的時候，配合枸杞烏骨雞的食用是最好的一種治療方案。

原發性肝癌，喝甲魚湯

　　原發性肝癌在也是十分常見的一種惡性的腫瘤，在沿海地區的發生率是比較高的。在部分國家，男性比女性的患病機率更大一些，而且老年人的患病機率更大。但是，現在科技水準已經明顯增高了，這就提升了原發性肝癌的治療，療效也很明顯。但是，在目前，原發性肝癌的病因還正在逐步進行研究，只是確定了其中會有明顯影響的幾種病因。而且，醫學界的專家認為，原發性肝癌與患者所處的環境以及接觸的放射性物質、肝部疾病都是相關的。

　　那麼，患有原發性肝癌的患者都有哪些症狀呢？首先是患

者會出現肝部疼痛。一般的原發性肝癌患者的肝部疼痛都是在早期就會出現的症狀。這種疼痛主要是鈍痛、刺痛或脹痛等，而且大多數是連續的。這是因為在肝臟處，癌細胞正在瘋狂分裂繁殖，就會使肝臟的張力增加，就會使肝部出現疼痛的感覺。如果癌細胞出現擴散，疼痛的部位可能會延伸至右肩的部位，甚至會引起腹腔出血的症狀。這只是局部會出現的症狀，而在全身的症狀則是更為嚴重。患者會出現身體無力、身形消瘦、食慾不振、腹脹的現象。有些病人甚至會出現噁心、嘔吐、發熱、腹瀉等現象。在病情進入晚期的時候，還會出現貧血、出血等嚴重的病情。

除此之外，患者的肝臟會出現腫大。而且，患者出現肝腫大並不是一蹴而得的，而是一個緩慢的過程。這個時期，肝臟會出現硬化、邊緣不整齊、表面凹凸不平等現象。尤其是肝癌細胞會出現擴散。這種擴散是針對於全身範圍的，最容易受到感染的身體部位是肺、骨骼等處。其中，有少數的肝癌患者會出現身體內分泌失調、低血糖、高膽固醇等症狀。嚴重的患者甚至會出現昏迷、消化道出血等現象。

肝癌進行檢查和確診的時候，是需要進行多項準備的。首先是對肝癌腫瘤標記物進行檢測。這項工作主要包括 α- 胎兒蛋白（AFP）測定、血液酶學及其他腫瘤標記物檢查這兩項。然後就是進行影像學檢查。就是使用超音波檢查、CT 檢查、核磁共振成像（MRI）、選擇性腹腔動脈或肝動脈造影檢查、肝穿刺

（肝切片）行針吸細胞學檢查等多種科學手段對肝臟進行檢查。如果在檢查的過程中，多種檢查結果有原發性肝癌的現象，就能夠確定為患者患上的是原發性肝癌。

在確定患者患上的是原發性肝癌之後，就要對患者進行治療。首先是對肝癌部位進行手術切除。如果發生癌症的部位不適宜進行手術治療，那麼就要使用肝動脈結紮、肝動脈化療栓塞等方法進行處理。如果這些都不適宜的話，可以採用放射性治療、生物治療的方法進行治療。在治療的同時，還需要進行藥物的輔助治療。

在進行原發性肝癌的藥物治療的時候，使用食療進行配合是最好不過的了。這個時候，甲魚湯就是首選。甲魚肉（鱉肉）能夠有效預防並且治療肝癌、胃癌、急性白血病，並且對進行手術、化療的患者有補氣的功效。除此之外，甲魚還能夠降低血液中的膽固醇，能夠有效治療高血壓、冠心病，而且「補勞傷，壯陽氣，大補陰之不足」。因此，對於患有原發性肝癌的患者來講，甲魚湯就是一種很好的食療方案。

腸癌，吃花椰菜可控制

大腸癌是比較常見的一種癌症，是指在結腸、直腸等身體部位處發生癌變的現象。這種癌症現在是趨向於老齡化的方向發展，而且男性患者的數目是女性患者的一點六五倍。這種病的發病與患者的生活規律、飲食結構等不良的生活習慣都是

相關的，與大腸或是大腸周圍組織的炎症的作用也是不可分割的，其中遺傳也是當中一個重要的原因。

在大腸癌早期的時候，患者並沒有什麼特別的感覺，症狀也不是很明顯，只是覺得腹部有些不適，消化不良，有時候會出現便血的症狀。但是，隨著病情的逐漸加重，會出現更為嚴重的症狀。這個時候，已經會出現大便的習慣發生改變、腹部出現疼痛、腸梗阻等現象，甚至會出現高燒不退、身體消瘦的現象。隨後，會出現身體有貧血的症狀。這個時候，癌細胞基本上就已經發生了擴散並且會影響身體的其他器官。

其實腸癌只是一個範疇，這種癌症主要包括右半結腸癌、左半結腸癌、直腸癌、腫瘤浸潤及轉移症這四種類型。而且，每一種類型的腸癌出現的病症基本上都會有所不同。但是，食慾不振、噁心、嘔吐、貧血、疲勞、腹痛都是基本的現象。然後就是每種不同的腸癌也會出現自己的症狀。譬如，直腸癌會出現便血，大腸癌會出現肛門失禁、下腹及腰骶部持續疼痛的症狀等等。

在進行檢查的時候就可以確診是否是腸癌。患者需要做的檢查主要有血常規（全血細胞計數）、生化全項、行血腫瘤標記物癌胚抗原檢測等。這些檢查就能夠確定患者患上的腫瘤是否為腸癌、是哪一種腸癌。

在進行治療的時候也是有順序的。首先是手術治療。這種治療主要是以切除手術作為主要的手術治療方案。如果腸癌並

沒有太大的範圍，沒有對身體的其他組織器官造成傷害，並且是處於能夠使用手術治療的位置，使用一定的修復手術能夠使自己的身體受到更小傷害的情況下，是能夠使用手術進行治療的。隨後，就是一些輔助治療的手段，其中包括放射性治療、藥物治療等等。這些主要是幫助患者痊癒，並且將腫瘤細胞控制在一定範圍內的措施。

這幾種治療方案都是在患者身體允許的情況下才能夠實施的。所以，如果患者感到自己的飲食或者生活習慣出現改變並且有腸癌的幾種特徵的時候，一定要到醫院進行就診。只有在病情能夠控制的情況下，及時對患者的情況進行處理才能使患者在短時間內恢復健康。

在以手術和輔助進行腸癌治療的時候，配合食用花椰菜會有更好的療效。在花椰菜中含有極其豐富的營養物質，尤其是維他命 C 的含量。這種食材能夠有效抑制胃癌、腸癌的發生，能夠改善身體的環境。尤其是花椰菜中還含有一種物質，能夠有效幫助患者抑制致癌物質的活性，是一種很有效的食材。因此，患上腸癌的患者可以適量食用花椰菜，來幫助自己戰勝腸癌。

國家圖書館出版品預行編目資料

電子書購買

該是時候保養身體，你已經不年輕了：拒
絕三高，遠離阿茲海默，銀髮族的健康日
記 / 許承翰著 . -- 第一版 . -- 臺北市：崧燁
文化事業有限公司 , 2021.07
　　面；　　公分
POD 版
ISBN 978-986-516-692-2(平裝)
1. 中老年人保健 2. 保健常識 3. 健康法
　411.1　　110008626

該是時候保養身體，你已經不年輕了：拒絕三高，遠離阿茲海默，銀髮族的健康日記

臉書

作　　　者：許承翰
發 行 人：黃振庭
出 版 者：崧燁文化事業有限公司
發 行 者：崧燁文化事業有限公司
E - m a i l：sonbookservice@gmail.com
粉 絲 頁：https://www.facebook.com/sonbookss/
網　　　址：https://sonbook.net/
地　　　址：台北市中正區重慶南路一段六十一號八樓 815 室
Rm. 815, 8F., No.61, Sec. 1, Chongqing S. Rd., Zhongzheng Dist., Taipei City 100, Taiwan (R.O.C)
電　　　話：(02)2370-3310　　傳　　　真：(02) 2388-1990
印　　　刷：京峯彩色印刷有限公司（京峰數位）

定　　　價：290 元
發行日期：2021 年 07 月第一版
◎本書以 POD 印製